AF572929

Magische RITUALE mit RÄUCHER BÜNDELN

Dank

Danke an meine großartige Lektorin Chloé für ihr Wohlwollen und ihr erneutes Vertrauen.
Danke an den fantastischen Fotografen Benoit für die Momente, die wir zusammen verbracht haben, mit oder ohne Kamera.
Danke an Marine, Cassandre, Martin, Lucie, Jonathan und meine Freunde, die mir so viele gute Gründe geben, im Hier und Jetzt präsent zu sein.

Flora Denis

Magische RITUALE mit RÄUCHER BÜNDELN

Pflanzen durchs Jahr sammeln, binden, trocknen, räuchern

Fotos: Benoit Beghyn

Bassermann

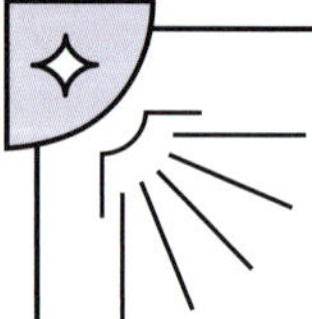

INHALT

BEVOR WIR BEGINNEN

VORBEREITUNGEN

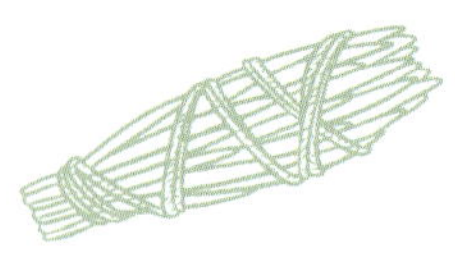

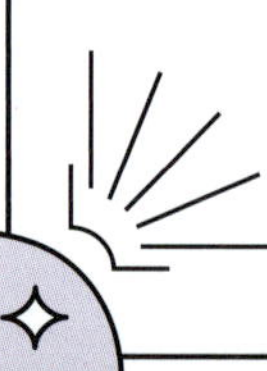

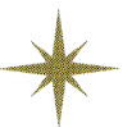
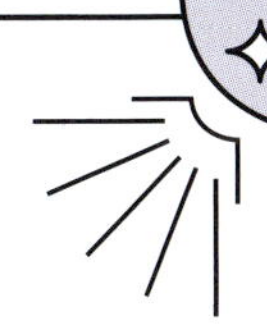
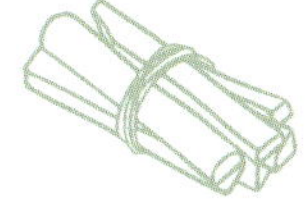

MAGISCHE KREATIONEN

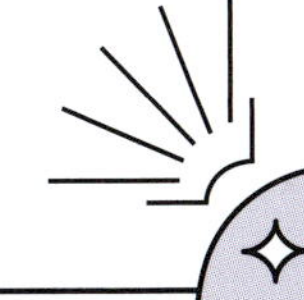

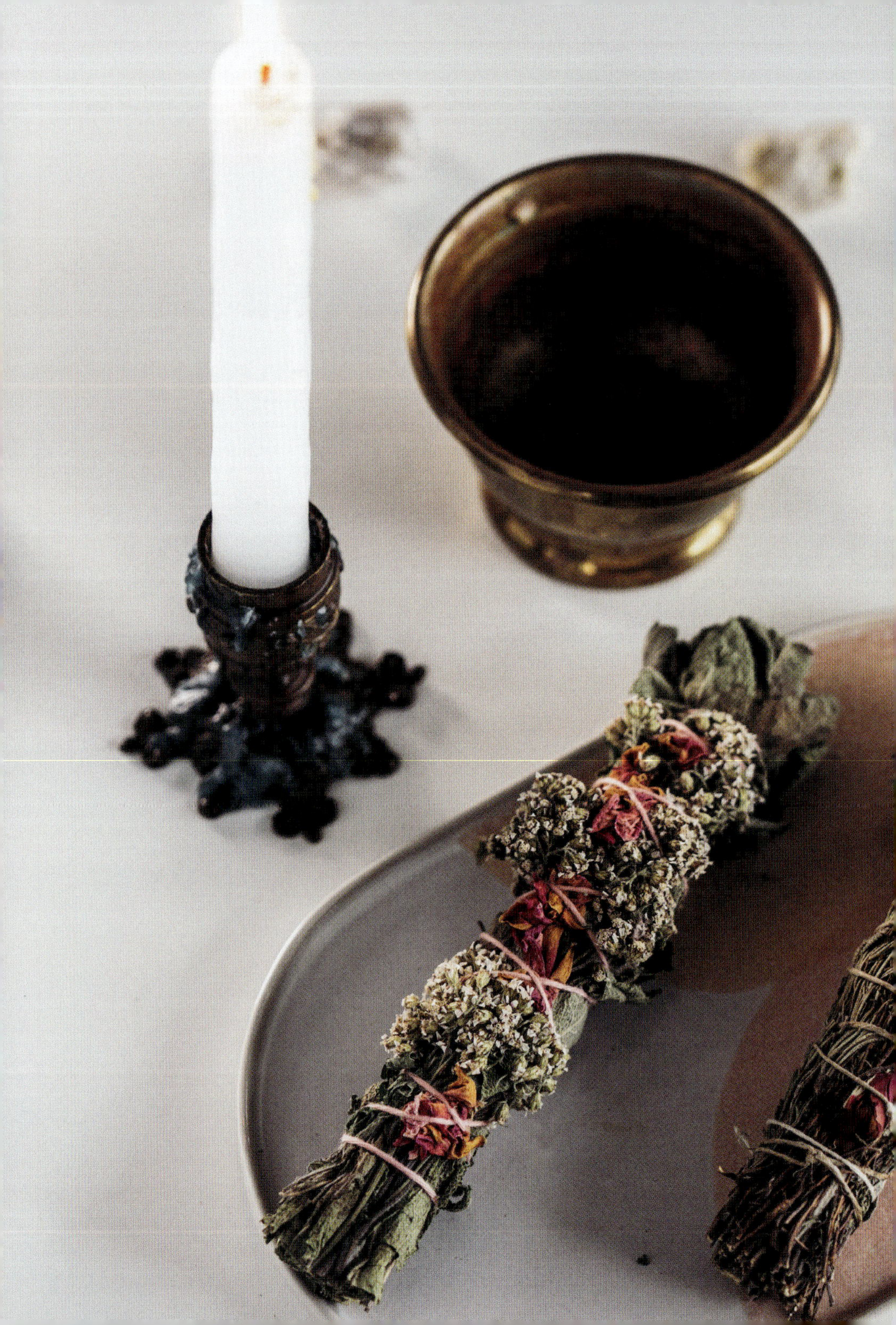

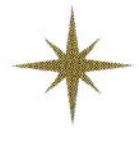

VORWORT

Als Anhängerin der grünen Magie arbeite ich hauptsächlich mit Pflanzen. Es gibt viele Möglichkeiten, sie auf energetischer Ebene einzusetzen, und besonders interessant finde ich Räucherrituale. Für die Räucherbündel werden frisch geschnittene Pflanzen benötigt, die mit Sorgfalt und Respekt ausgewählt werden sollen.

Die Suche nach diesem Rohstoff erfordert Geduld und eine gute Beobachtungsgabe. Man muss sich beim Sammeln der Pflanzen auf die Natur einlassen, und das ist ein sehr wohltuendes Erlebnis.

Mit geht es ausschließlich um eine wohlwollende Magie (keine schädlichen Zwecke, keine bösen Zaubersprüche, keine egoistischen Absichten). Das Ziel meiner Räucherrituale ist, einen besseren Einklang mit sich selbst, mit den Mitmenschen und den uns umgebenden Energien zu erreichen und dadurch letztlich mehr Wohlbefinden zu gewinnen.

Ich freue mich sehr, mit diesem Buch Einblicke in meine grüne Magie zu geben.

Da die Ausübung von Magie eine sehr persönliche Sache ist, können Sie das Räucherwerk ebenso wie die Rituale selbstverständlich abwandeln und Ihren individuellen Bedürfnissen anpassen, um sie sich ganz und gar zu eigen zu machen.

Ich wünsche Ihnen viele kreative Momente und viel Freude bei der Ausübung Ihrer Magie.

Flora Denis

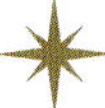

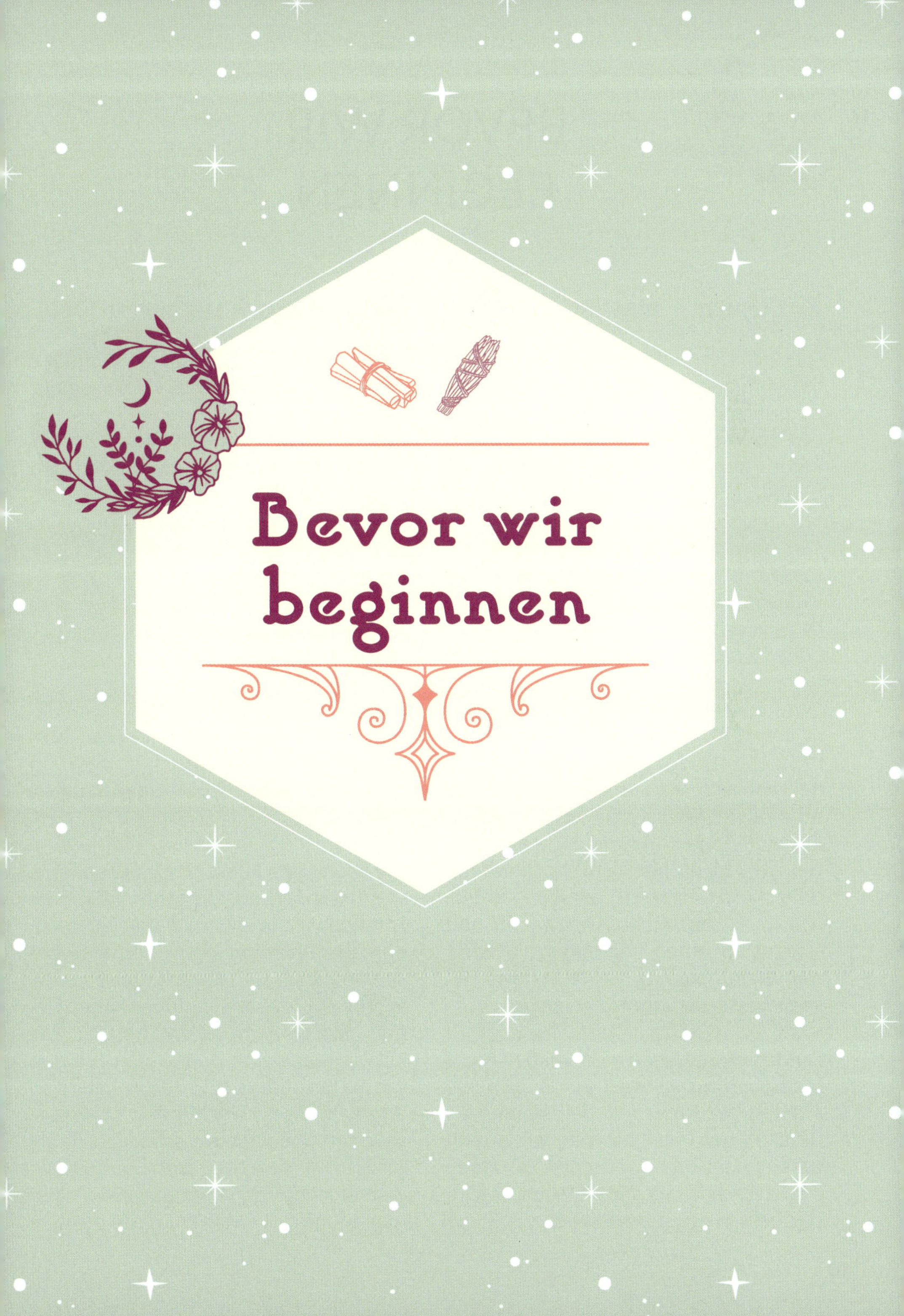

Bevor wir beginnen

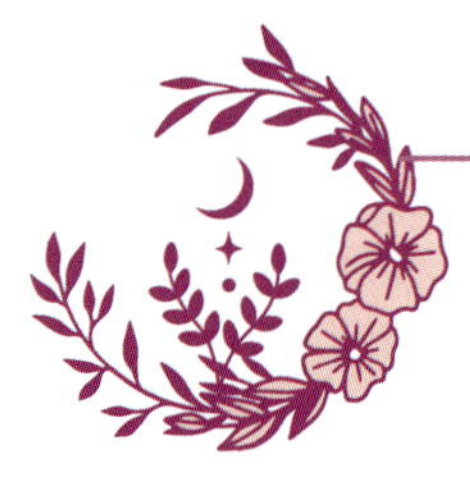

BEVOR WIR BEGINNEN

Räuchern – was ist das?

Das Räuchern ist eine Methode, die positiven Eigenschaften von Heilpflanzen zu nutzen. Alle Teile der Pflanze können verwendet werden (Wurzel, Harz, Rinde, oberirdische Teile), sofern sie ungiftig sind und positive Eigenschaften besitzen. Diese Bestandteile können unverarbeitet verwendet werden (ganze Blätter, Blüten, Stängel oder Wurzeln) oder zu Pulver oder verschiedenen Formen von Räucherwerk verarbeitet werden.

Das Räuchern ist eine uralte Praxis, die in vielen Kulturen und Religionen, ob monotheistisch oder polytheistisch, gebräuchlich war. Auch zu medizinischen Zwecken kam sie vielerorts zum Einsatz. Überall auf der Erde räucherten die Menschen, um Wohnräume oder Kultstätten zu reinigen, Krankheiten zu vertreiben, Gottheiten und Geister zu ehren, mit ihnen zu kommunizieren oder um in veränderte Bewusstseinszustände zu gelangen …

Heute interessieren sich wieder mehr Menschen für spirituelle Praktiken, die sich mit der Natur und den Elementen beschäftigen, und die oft von druidischen und schamanistischen Bräuchen inspiriert sind. So nimmt auch das Interesse am Räuchern wieder zu.

Was ist ein Räucherbündel?

Ein Räucherbündel (auch »Smudge Stick«) ist ein längliches Arrangement aus zusammengebundenen, getrockneten Heilpflanzen. Es kann oberirdische Pflanzenteile wie Stiele und Blüten enthalten, aber es können auch kleine Zweige, Rindenstücke oder Wurzeln eingearbeitet werden.

Wie funktioniert ein Räucherbündel?

Die für ein Räucherbündel verwendeten Pflanzen werden entweder aufgrund ihrer therapeutischen Wirkung oder ihrer »magischen« Eigenschaften ausgewählt.

Die wichtigste Funktion des Räucherns mit Heilpflanzen besteht darin, die Atmosphäre in einem Raum zu reinigen. Die Raumluft enthält sowohl positiv als auch negativ geladene Ionen. Wenn die negativen Ionen überwiegen, ist die Atmosphäre gesund. Die Luft an der Küste oder in den Bergen gilt als besonders gesund, weil sie reich an negativ geladenen Ionen ist. Positive Ionen sind dagegen schädlich, da sie giftige Mikropartikel enthalten. Durch das Räuchern mit Pflanzen, die als reinigend gelten, werden viele positive

Ionen eingefangen und negative Ionen freigesetzt. So wird die Atmosphäre eines Ortes entgiftet.
Das Räuchern mit Heilpflanzen unterstützt auch die körperliche und geistige Gesundheit. Das Einatmen bestimmter Düfte kann belebend oder beruhigend wirken und unseren Körper und unser Verhalten beeinflussen. Das Empfinden für diese Wirkung ist aber individuell verschieden. Persönliche Vorlieben, Gewohnheiten und das Geruchsgedächtnis spielen eine Rolle, und diese Elemente unterscheiden sich von Mensch zu Mensch.
Auf der magischen Ebene geht es um die spirituelle und energetische Dimension. Hier dient das Räuchern beispielsweise dazu, Räume, Personen und Gegenstände energetisch zu reinigen und Rituale zu begleiten. Wir sprechen hier von der ungemein subtilen Fähigkeit von Pflanzen, bestimmte Schwingungen, Handlungen, Absichten, Bitten usw. zu beeinflussen und zu fördern. Die in diesem Buch vorgeschlagenen Kreationen und Eigenschaften der Pflanzen beruhen auf diesen Prinzipien.

Magische Räucherrituale

Wir haben gesehen, dass Räucherbündel viele Verwendungen finden können. Hauptsächlich werden sie zur Reini-

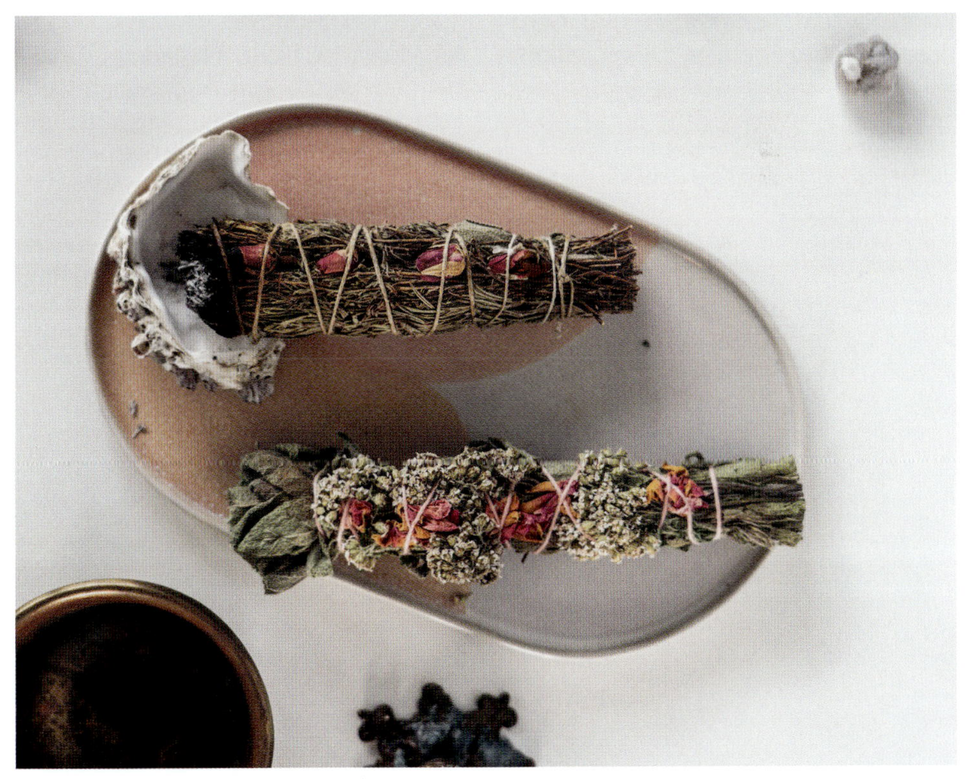

gung von Orten, Personen und Gegenständen eingesetzt. Darauf gehe ich in dem Kapitel »Räucherbündel verwenden« (siehe S. 34) ausführlicher ein.

Was muss man sich nun unter einer magischen Reinigung vorstellen? Bei Menschen und anderen Lebewesen geht es hier um die Reinigung des Energiekörpers, also der Aura. Die Aura umgibt den physischen Körper und besteht aus verschiedenen Schichten, die meist als »göttlicher«, »spiritueller«, »kausaler«, »emotionaler«, »mentaler«, »astraler« und »ätherischer« Körper bezeichnet werden. Durch Räucherzeremonien werden all diese Schichten gründlich gereinigt, um niedere, schädliche und für das Gleichgewicht von Körper und Geist unerwünschte Energien zu vertreiben.

Dasselbe gilt für die Reinigung von Orten. Sie können von unerwünschten Energien durchdrungen sein, weil dort ein negatives Ereignis stattfand (eine schlechte Nachricht, ein Streit, eine Krankheit). Durch die Reinigung werden auch unwillkommene Wesenheiten vertrieben, die einen Ort belasten können (oder sich in der Nähe einer Person befinden). Darum ist es sinnvoll, eine energetische Reinigung an neuen Orten (Wohn- oder Arbeitsort) durchzuführen, aber auch, wenn man sich an einem bereits bekannten Ort unwohl fühlt, ohne dafür eine schlüssige Erklärung zu finden. Solche Wesen können auch direkt nach einer Anrufung auftauchen, die es ihnen ermöglicht hat, sich zu zeigen.

Räuchern ist nicht nur eine Notmaßnahme, wenn etwas schiefläuft; es kann auch zur Vorbeugung durchgeführt werden. Sie können beispielsweise einen Raum, in dem Sie sich zum Arbeiten niederlassen oder eine ruhige Zeit verbringen wollen, energisch reinigen. Durch dieses Vorgehen schaffen Sie eine gesunde Basis, auf der Sie mit neuer Dynamik beginnen können.

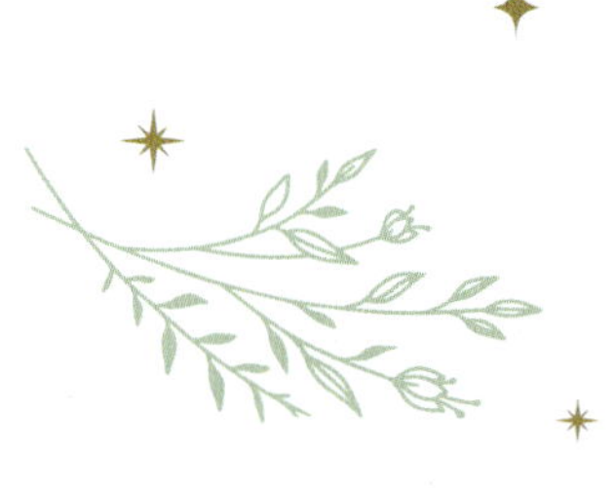

Das Räuchern ist eine universelle und vielfältige Praxis, die in vielen verschiedenen Formen ausgeübt wurde.

Mit einer Räucherzeremonie können Sie neue Gegenstände reinigen, die in Ihr Haus kommen, denn alle Gegenstände, ob neu oder alt, haben bereits eine Vergangenheit. Dadurch können Sie die Gegenstände von unerwünschten Energien und Emotionen befreien, die sich möglicherweise an ihnen festgesetzt haben und Sie negativ beeinflussen könnten. Letztlich machen Sie sich den neuen Gegenstand auf diese Weise zu eigen. Dasselbe gilt für magische Werkzeuge, die Ihnen gehören. Wenn Sie Ihre Werkzeuge vor und nach Ihren Praktiken reinigen, wird quasi der Zähler auf Null zurückgesetzt und sie werden wirksamer.

Das Räuchern unterstützt auch Ihre Rituale. Die Pflanzen, aus denen die Räucherbündel bestehen, bieten ihre Eigenschaften und Energien an, sie unterstützen Ihre Bitten und Absichten und verstärken so das magische Handeln. Und schließlich ist das Räuchern ein wichtiges Element während der Weiherituale (siehe S. 32).

In jedem Fall ist ein Reinigungsritual (oder ein anderes Ritual) ein Weg, achtsam mit sich selbst und seiner Umwelt umzugehen, also in jedem Fall ein positiver Schritt.

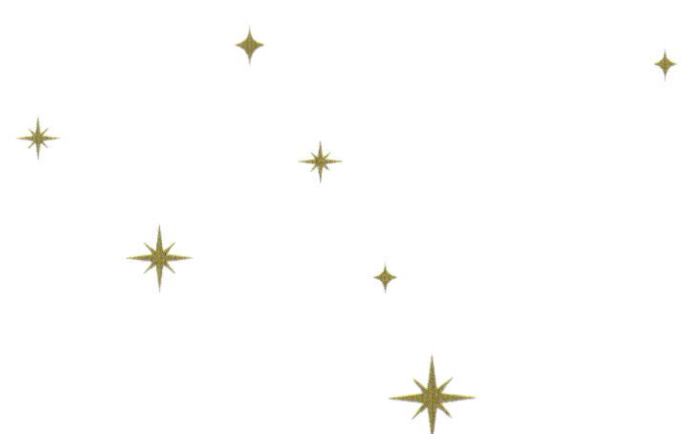

Warum Räucherbündel selbst herstellen?

Magische Werkzeuge werden geweiht, um ihre energetische Kraft zu verstärken und sie ausdrücklich ihrem Zweck zuzuordnen (siehe Praxistipp 4 »Räucherbündel weihen«, S. 32). Hinzu kommt, dass jedes magische Werkzeug stärker ist, wenn Sie es bewusst selbst herstellen, aus selbst ausgewählten Bestandteilen und im Bewusstsein seiner zukünftigen Funktion. Wenn man bedenkt, dass jeder magische Gegenstand eine Erweiterung unserer selbst ist, wird er durch die Phase der Gestaltung noch persönlicher. Die Herstellung des Objekts kann daher als ein eigenständiges Ritual betrachtet werden, das eine starke Verbindung zwischen uns und dem Objekt schafft.

Ob Sie Anfänger oder Experte auf dem Gebiet der Magie sind, ob es sich um ein Werkzeug für eine punktuelle Praxis handelt (z.B. um die Luft an einem Ort zu reinigen) oder um fachkundigere Anwendungen während des Zelebrierens von Ritualen oder Sabbaten: Räucherbündel kann jeder herstellen. Durch die bewusste Wahl de Pflanzen treten Sie in Kontakt mit der Erde. Durch die magischen Eigenschaften der Räucherbündel, die Sie herstellen möchten, treten Sie in Kontakt mit sich selbst. Und durch die Durchführung der Rituale treten Sie in Kontakt mit dem Universum.

Um die Kreationen im dritten Teil dieses Buches (siehe S. 36) zu strukturieren, habe ich saisonale Pflanzen ausgewählt, die hierzulande jedem zugänglich sind, also keinem besonderen Schutz unterliegen. Durch die Kombination verschiedener Pflanzen erhalten die Bündel kohärente magische Eigenschaften: Die Energien der Pflanzen addieren oder ergänzen sich, sodass ihre Vorzüge voll ausgeschöpft werden können.

Die Eigenschaften der Räucherbündel, die den heidnischen Festen (oder Sabbaten) gewidmet sind, stehen im Einklang mit den Auswirkungen der verschiedenen Phasen des Jahreszyklus auf unsere körperlichen und emotionalen Zustände. Alle können aber auch ganzjährig zu anderen Anlässen verwendet werden.

Diese 20 Kreationen sind nur Vorschläge: Lassen Sie Ihrer Kreativität und Intuition freien Lauf, indem Sie die Pflanzenkombinationen nach Ihren Bedürfnissen verändern und sie sich zu eigen machen. Beachten Sie jedoch, dass Sie bei der Auswahl der Pflanzen nur solche Arten verwenden sollten, die als ungiftig gelten. Auf S. 18 finden Sie eine Tabelle mit allen für die hier beschriebenen Rituale verwendeten Pflanzen, den möglichen Jahreszeiten für die Ernte und ihren magischen Eigenschaften.

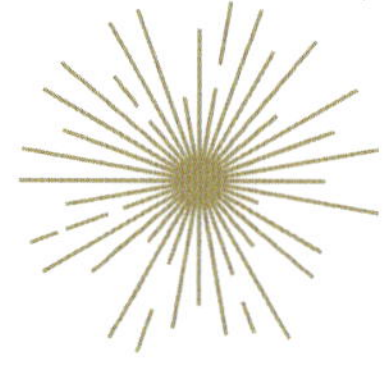

Warum einheimische, saisonale Pflanzen?

Räucherpflanzen wie weißer Salbei oder Palo Santo sind zweifellos wirksam, aber sie sind bei uns nicht heimisch. Mir ist es wichtig, dass wir uns auf unsere eigenen lokalen Traditionen besinnen, indem wir Rohstoffe verwenden, die vor der Tür zu finden sind. Das ist umweltfreundlich, und auch für die Magie gilt: Je weniger ein Element transportiert, manipuliert und verarbeitet wird, desto besser kann es seine energetischen Eigenschaften entfalten. Manchmal reicht es schon, sich umzuschauen, um die gewünschten Pflanzen zu finden. Wenn Sie jedoch in Ihrer unmittelbaren Umgebung nicht genug pflücken oder selbst anbauen können, gehen Sie in einen Bioladen oder einen Gemüseladen, der lokale Produkte anbietet. Die im Abschnitt »Die Kreationen« genannten Pflanzen kann man bei uns in de Natur sammeln oder in Geschäften kaufen. Wenn Sie sich für andere Arten entscheiden, sammeln Sie bitte nur in geeigneten Gebieten und pflücken Sie keine geschützten Arten (siehe auch »Die Auswahl der Pflanzen«, S. 26).

Der weiße Salbei ist zurzeit als Räucherkraut sehr beliebt, entstammt aber den Traditionen der amerikanischen Ureinwohner und wird hauptsächlich im Süden der USA geerntet. Diese Art ist heute unter anderem aufgrund dieser Beliebtheit und der daraus resultierenden intensiven Ernte bedroht. Bei uns ist sie nur sehr selten zu finden. Sie kann jedoch problemlos durch den Echten Salbei *(Salvia*

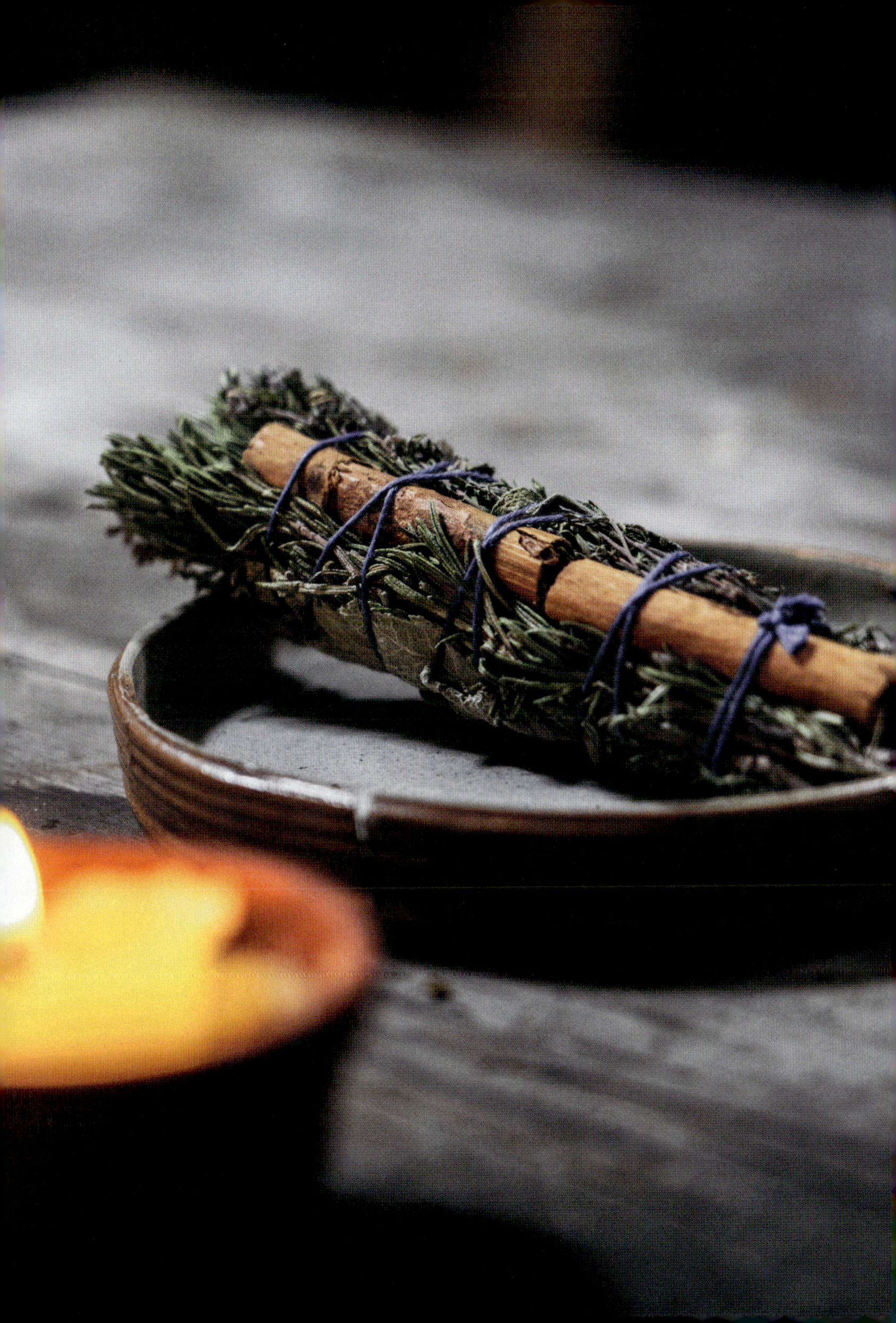

officinalis) ersetzt werden, der in Europa weit verbreitet ist. Der Echte Salbei ist immergrün, kann also zu allen Jahreszeiten geerntet oder im Handel gekauft werden. Salbei ist in vielen Kreationen in diesem Buch enthalten, da er zahlreiche starke magische und energetische Eigenschaften besitzt. Er wirkt vor allem reinigend und schützend.

Sie werden feststellen, dass ich für die winterlichen Räucherbündel auch Zimtstangen, Nelken und Orangenschalen verwende. Ich gebe zu, dass ich in diesen Fällen von der Regel der Regionalität und Saisonalität abweiche. Aber in den Wintermonaten steht uns leider nur eine begrenzte Anzahl frischer Pflanzenmaterialien zur Verfügung, und darum scheint es mit gerechtfertigt, einige zusätzliche Elemente vorzuschlagen, um die Räucherbündel aufzuwerten.

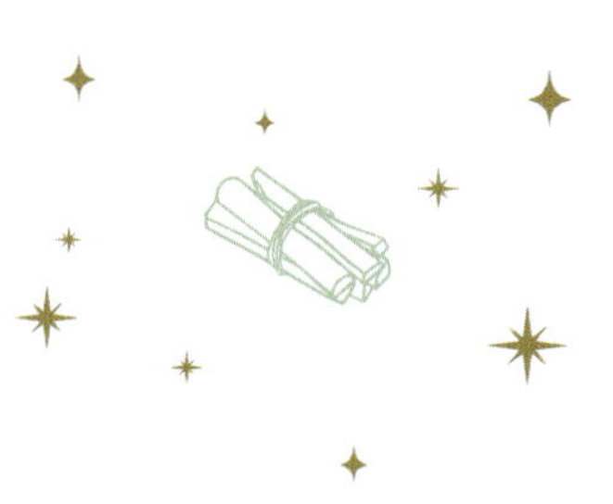

Und wenn Sie eine vorgeschlagene Pflanze nicht finden, lassen Sie sich nicht bremsen: Wichtig ist die Absicht, die Sie bei der Gestaltung Ihres Räucherbündels haben. Es kann genauso wirksam sein, wenn es nur aus einer oder zwei Pflanzen besteht. Sie können sich auch getrocknete Pflanzen besorgen, die Sie bei der Gestaltung zwischen die frischen Pflanzen legen (siehe hierzu »Räucherbündel zusammenstellen«, S. 28).

Die Arbeit mit saisonalen Pflanzen erfordert Geduld und eine gute Beobachtungsgabe. Sie hilft aber auch, eine Beziehung zur Natur zu finden (oder wieder zu finden). Das ist sehr wohltuend. Genießen Sie es!

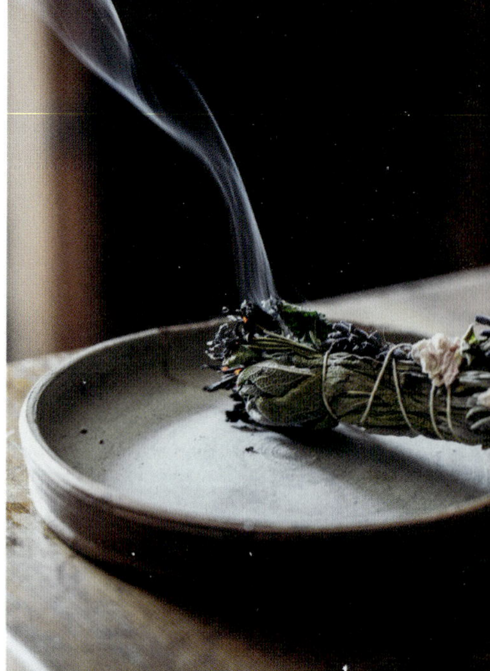

Vorsichtsmaßnahmen

Räucherrituale sollten nicht in Gegenwart von schwangeren Frauen, Kindern oder Personen mit Atemwegserkrankungen durchgeführt werden. Auch in Gegenwart von Haustieren wird vom Räuchern abgeraten.

Wenn ein Räucherbündel Spuren von Schimmel aufweist (aufgrund falscher Trocknung oder Lagerung), verwenden Sie es nicht. Und räuchern Sie niemals mit Pflanzen, die Sie nicht zweifelsfrei identifiziert haben.

Es ist sehr wichtig, dass Sie die Räume, in denen Sie eine Räucherung durchführen, lüften. Während der Praxis empfehle ich, nur ein Fenster zu öffnen, um Zugluft zu vermeiden und in Ruhe arbeiten zu können.

Nach der Räucherzeremonie können Sie mehrere Fenster öffnen, um einen Luftzug zu erzeugen. Dies ist vor allem dann notwendig, wenn der Raum später von Personen der oben genannten Risikogruppen benutzt wird.

Halten Sie während der Benutzung Ihres Räucherbündels ein hitzebeständiges Gefäß griffbereit, um die Asche aufzufangen und bei Bedarf das Bündel abzulegen. Halten Sie reichlich Abstand zu brennbaren Materialien. Sie können Ihr Räucherbündel auch in einer hitzebeständigen Schale alleine verbrennen lassen, aber immer unter Aufsicht.

Löschen Sie Ihr Räucherbündel nach dem Gebrauch, indem Sie das glimmende Ende vorsichtig in ein Gefäß mit etwas Erde oder Sand drücken. Notfalls können Sie auch Wasser verwenden, doch wenn das Räucherbündel dabei zu feucht wird, könnte es bei der nächsten Verwendung weniger wirksam sein. Wenn Ihr Bündel nur leicht feucht ist, legen Sie es für einen Moment auf eine eingeschaltete Heizung oder eine andere Wärmequelle. Überprüfen Sie am Ende der Anwendung gewissenhaft, ob das Räucherbündel wirklich vollständig erloschen ist. Bewahren Sie es an einem trockenen und lichtgeschützten Ort auf.

Schließlich sollten Sie wissen, dass getrocknete Pflanzenbündel nicht ausschließlich zum Verbrennen hergestellt werden. Die energetischen Wirkweisen der verwendeten Pflanzen kommen auch zum Tragen, wenn Sie die Bündel einfach in der Wohnung aufbewahren, und sie sehen ausgesprochen dekorativ aus. Wenn Sie also schwanger sind oder Atemprobleme haben und deshalb auf das Räuchern verzichten müssen, können Sie dennoch Bündel aus getrockneten Pflanzen zusammenstellen. Dies ist eine sehr gesunde handwerkliche und energetische Tätigkeit, an der auch Kinder ihre Freude haben.

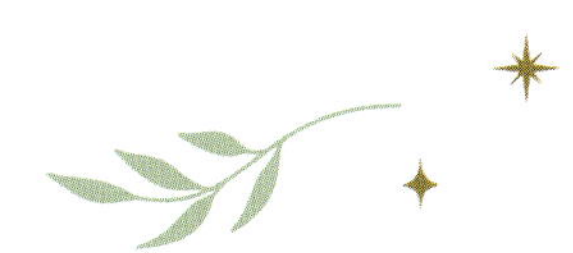

Übersicht der verwendeten Pflanzen

Pflanzen	Erntezeit	Magische Eigenschaften (Auswahl)
Apfel	Herbst/Sommer	Heilung – Reinigung – Soziale und emotionale Beziehungen
Basilikum	Frühjahr/Sommer	Fülle – Aphrodisiakum – Emotionale Ruhe – Glück – Intuition – Geistige Klarheit – Psychische und spirituelle Erhebung – Schutz – Reinigung
Beifuß	Frühjahr/Sommer	Liebe zu sich und anderen – Psychische und spirituelle Erhebung – Medialität – Schutz – Träume – Wahrsagen
Borretsch	Frühjahr/Sommer	Mut – psychische Kräfte
Dill	Frühjahr/Sommer	Liebe zu sich und anderen – Mut – Schutz
Efeu	Herbst/Winter/ Frühjahr/Sommer	Liebe zu sich und anderen – Glück – Schutz
Eukalyptus	Herbst/Winter/ Frühjahr/Sommer	Liebe zu sich und anderen – Heilung – Harmonie – Inspiration – Schutz – Reinigung
Farn	Herbst/Winter/ Frühjahr/Sommer	Glück – Vertreiben von Albträumen – Häufigkeit der Träume – Schutz – Wohlstand
Gewürznelke	Herbst/Winter/ Frühjahr/Sommer	Fülle – Aphrodisiakum – Freude – Schutz – Reinigung – Trost
Heiligenkraut	Herbst/Winter/ Frühjahr/Sommer	Ruhe – Gleichgewicht – Harmonie – Reinigung
Himbeere	Herbst/Frühjahr/ Sommer	Weibliches Gleichgewicht – Schutz
Immergrün	Herbst/Winter/ Frühjahr/Sommer	Soziale und gefühlsmäßige Beziehungen – Schutz

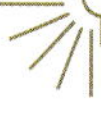

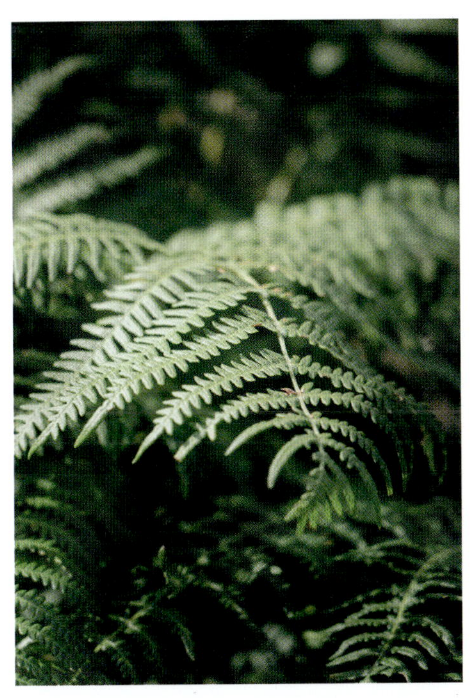
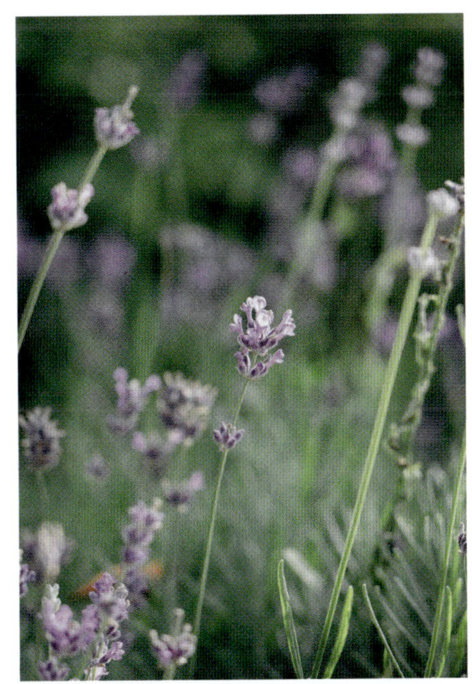
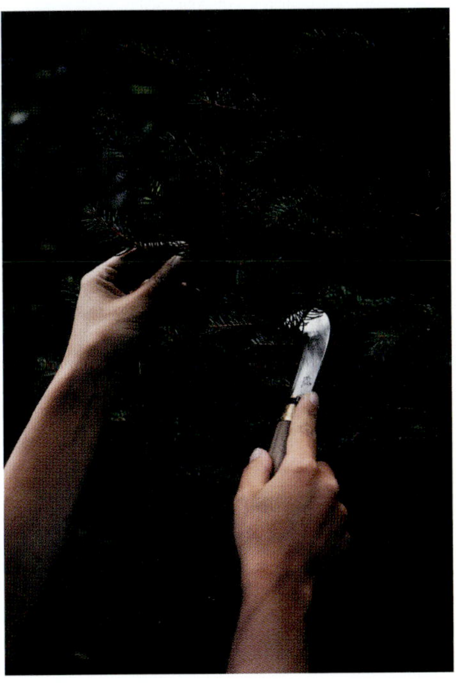
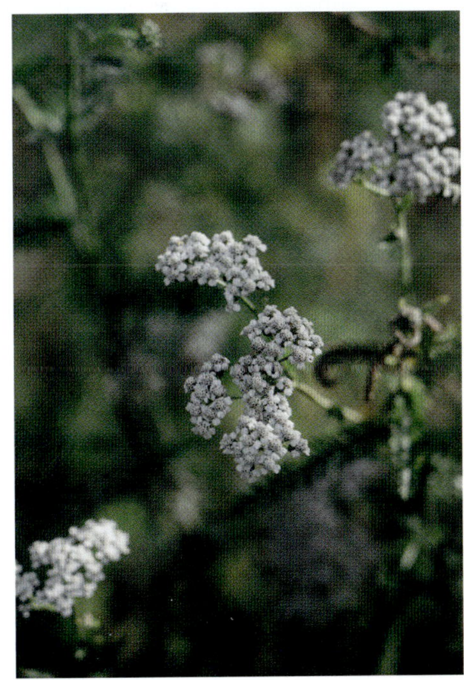

Pflanzen	Erntezeit	Magische Eigenschaften (Auswahl)
Johanniskraut	Sommer	Mut – Emotionales Gleichgewicht – Kraft – Heilung
Kamille, Römische	Herbst/Frühjahr/ Sommer	Fülle – Liebe zu sich und anderen – Glück – Heilung – Inspiration – Schutz von Orten
Kiefer	Herbst/Winter/ Frühjahr/Sommer	Heilung emotionaler Wunden – Schutz – Reinigung – Gesundheit
Klatschmohn	Frühjahr/Sommer	Glück – Intuition – Schutz – Schlaf
Koriander	Herbst/Frühjahr/ Sommer	Mut – Kraft
Lavendel	Sommer	Fülle – Liebe zu sich und anderen – Glück – Weissagung – Heilung – Intuition – Schutz – Reinigung – Wahrsagen
Lorbeer	Herbst/Winter/ Frühjahr/Sommer	Glück – Heilung – Intuition – Reinigung – Wahrsagen
Löwenzahn	Herbst/Winter/ Frühjahr/Sommer	Glück – Frieden
Melisse	Frühjahr/Sommer	Aphrodisiakum – Weibliches Gleichgewicht – Langlebigkeit – Schutz
Minze	Herbst/Frühjahr/ Sommer	Frieden – Schutz – Reinigung – Kommunikation und soziale Beziehungen – Konzentration
Olivenbaum	Herbst/Winter/ Frühjahr/Sommer	Glück – Spirituelles Erwachen – Heilung – Medialität – Frieden – Schutz – Kraft
Orange	Herbst/Winter/ Frühjahr/Sommer	Aphrodisiakum – Gleichgewicht Körper/Geist – Intuition – Langlebigkeit – Wahrsagen
Passionsblume	Herbst/Winter/ Frühjahr/Sommer	Ruhe – Kommunikation und soziale Beziehungen – Gelassenheit

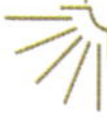

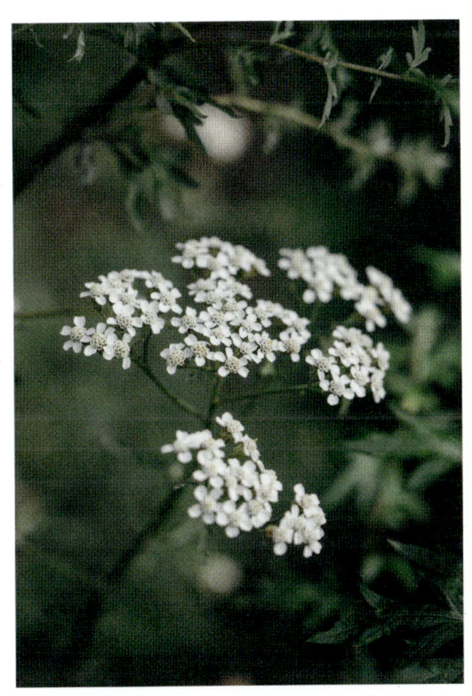
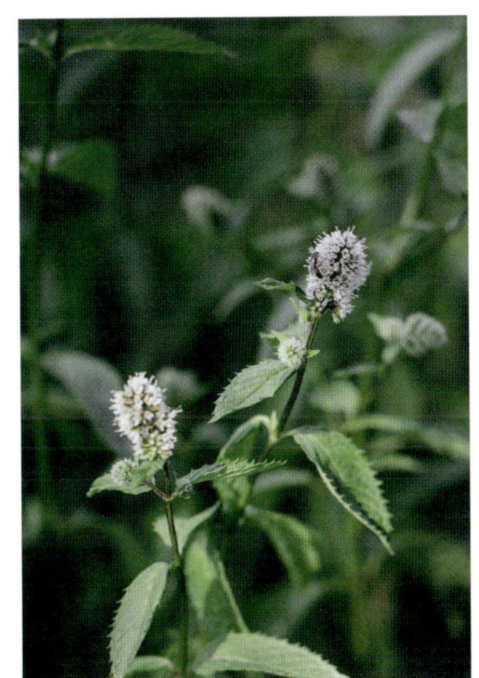
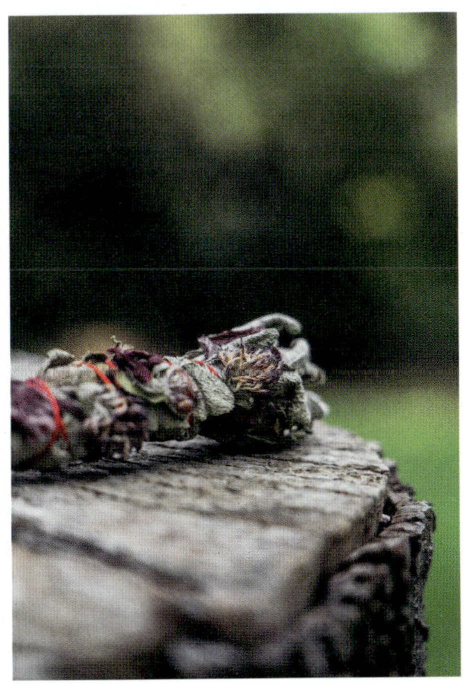
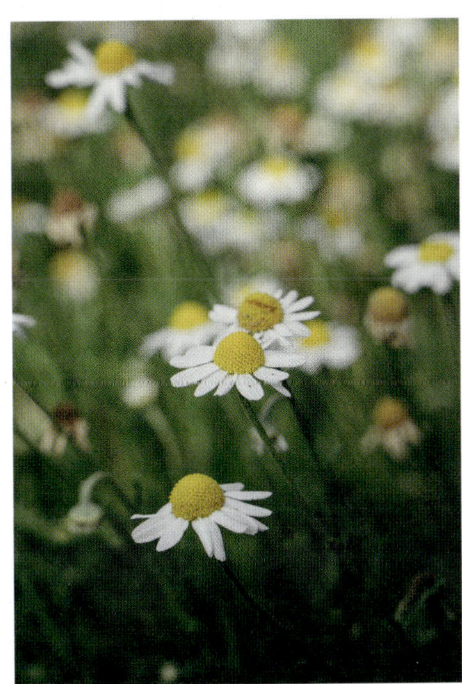

Pflanzen	Erntezeit	Magische Eigenschaften (Auswahl)
Pfingstrose	Frühjahr	Liebe – Ruhe – Abwehr von Albträumen – Häufigkeit der Träume – Heilung – Frieden – Schutz
Rose	Frühjahr/Sommer	Begleitung am Lebensende – Liebe zu sich und anderen – Aphrodisiakum – Spirituelle Erhebung – Heilung emotionaler Wunden – Meditation – Schutz – Schlaf
Rosmarin	Herbst/Winter/ Frühjahr/Sommer	Wahrsagen – Konzentration – Heilung – Frieden – Schutz – Reinigung
Rotklee	Frühjahr/Sommer	Glück – Soziale und emotionale Beziehungen – Schutz – Reinigung
Salbei	Herbst/Winter/ Frühjahr/Sommer	Glück – Psychische und spirituelle Erhebung – Heilung – Intuition – Meditation – Wohlstand – Schutz – Reinigung – Verstärkung aller Rituale
Schafgarbe	Herbst/Sommer	Liebe zu sich und anderen – Harmonie – Intuition – Schutz
Stiefmütterchen	Frühjahr/Sommer	Kommunikation – Kreativität – Harmonie Körper/Geist
Thymian	Herbst/Winter/ Frühjahr/Sommer	Fülle – Liebe zu sich und anderen – Glück – Kommunikation und soziale Beziehungen – Psychische Entwicklung – Gleichgewicht – Heilung – Harmonie – Reinigung – Schlaf
Verbene	Sommer	Ruhe – Kreativität – Spirituelle Erhebung – Freude – Meditation – Schutz – Reinigung
Zeder	Herbst/Winter/ Frühjahr/Sommer	Reinigung – Stärkung des Geistes
Zimt	Herbst/Winter/ Frühjahr/Sommer	Aphrodisiakum – Kreativität – Ausgeglichenheit

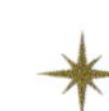

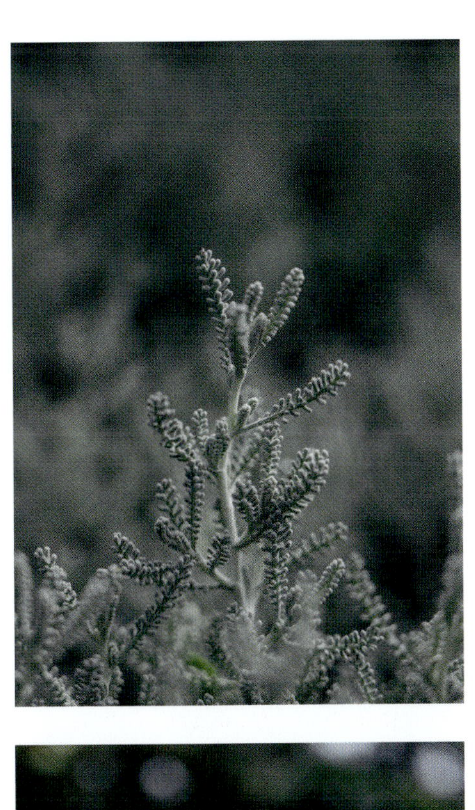

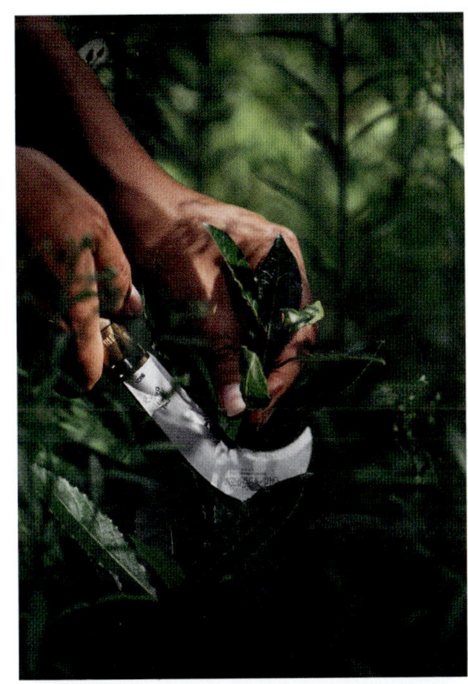

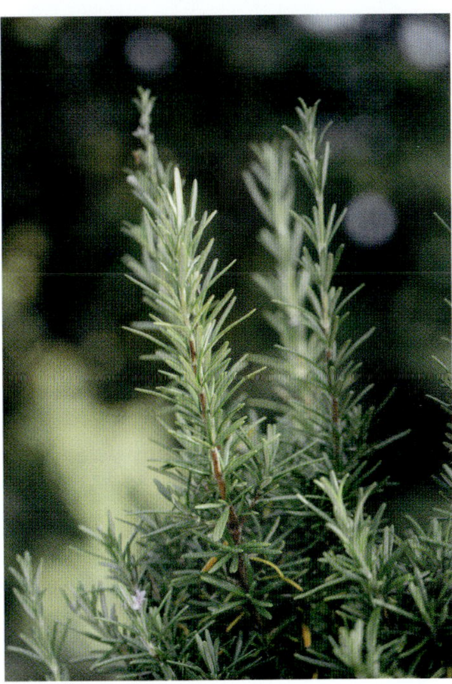

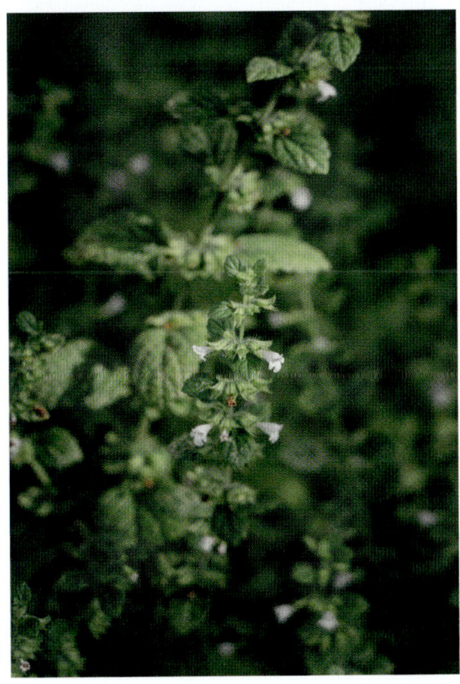

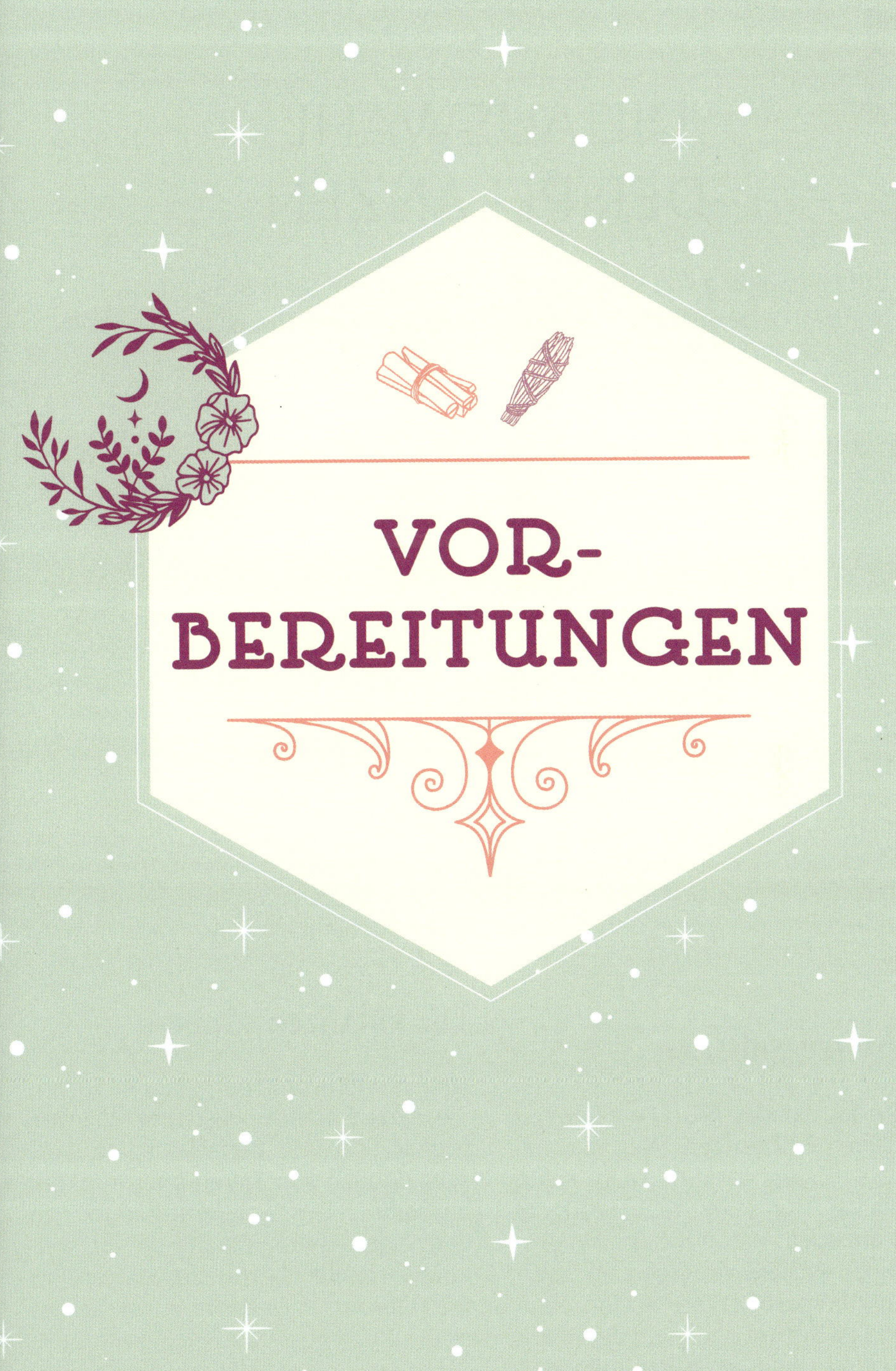

VOR-BEREITUNGEN

1 DIE AUSWAHL DER PFLANZEN

Zur Herstellung von Räucherbündeln benötigen Sie frische Pflanzen. Hier finden Sie einige Tipps zur Beschaffung.

Sammeln in der Natur

Informieren Sie sich vor dem Sammeln über die Erntezeiten der verschiedenen Arten. Pflücken Sie nur Pflanzen, die Sie zweifelsfrei erkennen, denn manche Giftpflanzen sehen Heilpflanzen zum Verwechseln ähnlich. Ernten Sie nur so viel, wie Sie brauchen, und graben Sie Wurzeln nur aus, wenn es unbedingt notwendig ist. Sammeln Sie nicht in Naturschutzgebieten. Meiden Sie auch verschmutzte Gebiete wie Straßenränder und intensiv bewirtschaftete Felder. Am besten sammeln Sie am Rand kleiner Wege und im Unterholz.

Im Garten anbauen

Nicht jeder hat das Glück, einen eigenen Garten zu besitzen. Wer aber ein Fleckchen Erde beackern kann, sollte die Pflanzen für seine Räucherbündel selbst anbauen. Wenn Sie das Wachstum einer Pflanze verfolgen und sich um sie kümmern, entsteht eine enge Bindung zwischen Ihnen und der Pflanze. Dadurch wird auch die magische Kraft der Pflanze gestärkt. Wer keinen Garten hat, könnte vielleicht um ein Eckchen im Garten von Freunden oder Angehörigen bitten.

Pflanzen kaufen

Grundsätzlich sollten Sie Pflanzen aus biologischem Anbau bevorzugen. Am besten ist es, sie direkt von einem Erzeuger für Duft- und Heilpflanzen zu beziehen. Anderenfalls könnten Sie beim Floristen, in einer Gärtnerei, im Gemüsegeschäft, im Bioladen oder auf dem Wochenmarkt nachfragen.

Die Pflanzen säubern

Unabhängig von ihrer Herkunft sollten Sie darauf achten, dass Ihre Pflanzen sauber sind und keine Pestizide, Ausscheidungen von Tieren oder Insekten enthalten. Um Schimmelbildung zu vermeiden, sollten Sie mit der Herstellung Ihrer Räucherbündel warten, bis die Pflanzen vollständig abgetrocknet sind.

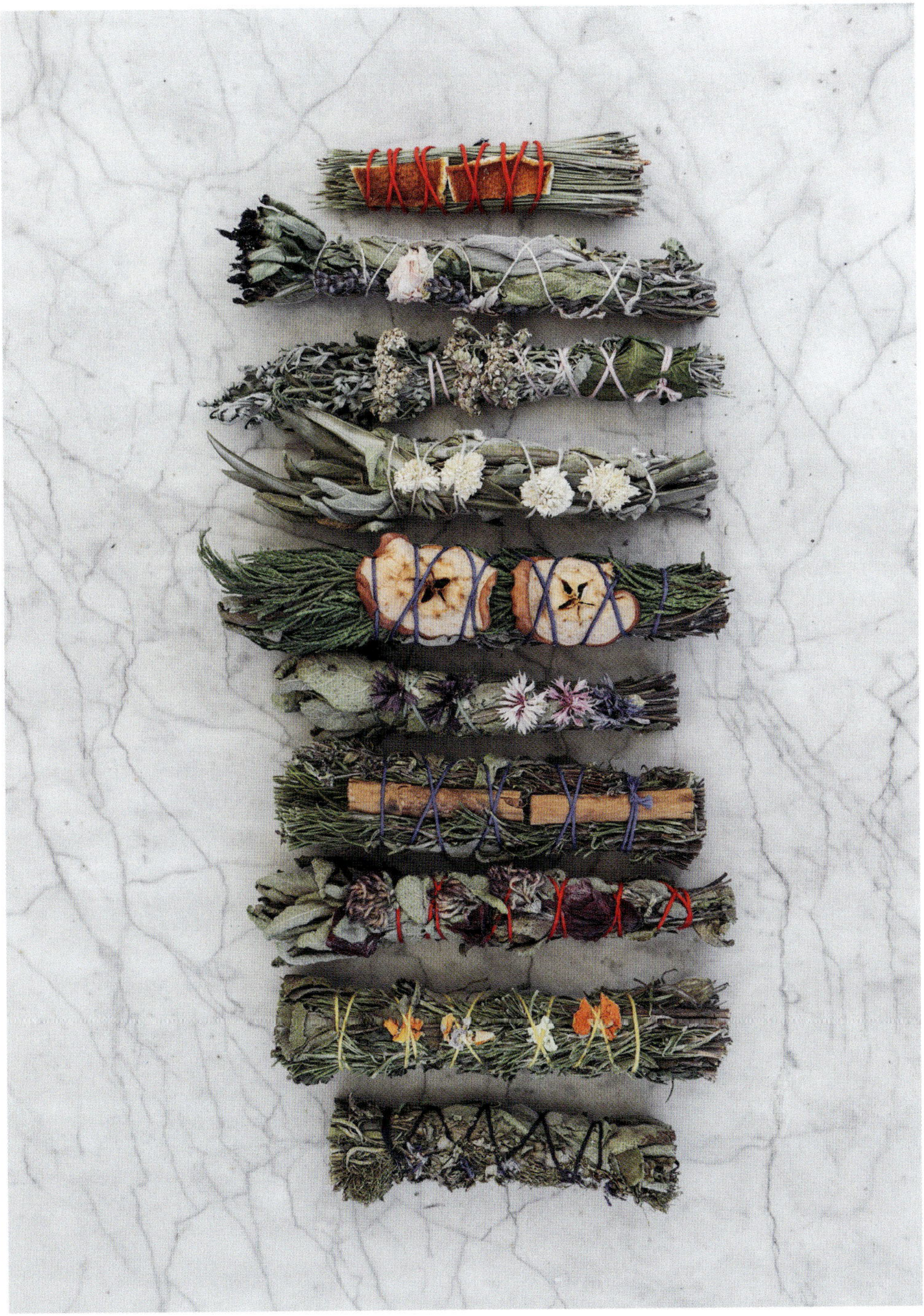

2 RÄUCHERBÜNDEL ZUSAMMENSTELLEN

Die Herstellung deiner Räucherbündel sollte ganz bewusst wie ein Ritual durchgeführt werden. Da es sich um die Gestaltung magischer Werkzeuge handelt, ist dieser Schritt wichtig, um ihnen maximale Kraft zu verleihen.

Den Arbeitsplatz einrichten

Wählen Sie einen sauberen, gut belüfteten Raum. Reinigen Sie Ihre Arbeitsfläche. Wie bei jedem Ritual können Sie Kerzen um Ihren Arbeitsbereich herum aufstellen, um die Handlung zu verstärken.

Ihre Werkzeuge müssen sauber sein. Vorbereitend werden sie zusätzlich rituell gereinigt. Brennen Sie ein Räucherbündel ab, ersatzweise können Sie auch getrocknete Pflanzen oder Räucherstäbchen in einer geeigneten Schale verbrennen, und ziehen Sie die Werkzeuge durch den Rauch.

Legen Sie die Werkzeuge und Pflanzen auf die Arbeitsfläche und danken Sie ihnen für ihre Anwesenheit und die Arbeit, die Sie gemeinsam tun werden. Stellen Sie sich dann die positive Wirkung Ihres Räucherbündels vor und beginnen Sie mit der bewussten Gestaltung.

Sie brauchen:

- Frische Pflanzen (nicht mehr feucht)
- 1 m dünne Schnur aus Naturfaser (Baumwolle, Hanf oder Flachs), 0,5–1 mm dick
- 1 Schere

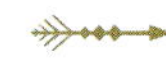

Farbige Schnüre

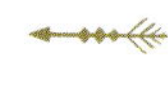

Der Einsatz von Farben spielt in der Magie eine wichtige Rolle. Jede Farbe symbolisiert bestimmte Absichten oder Wünsche. Sie beeinflusst die magischen Arbeiten und Rituale, in die sie eingebunden werden. In den Kreationen in diesem Buch schlage ich Ihnen daher vor, Schnüre in solchen Farben zu verwenden, die zu den Eigenschaften der Räucherbündel passen, um die Kräfte Ihres Werkzeugs zu verstärken. Sie können aber auch ungefärbte Naturfaserschnüre verwenden.

Schritt für Schritt

1 ✶ Legen Sie die Pflanzen zu einem 15–20 cm langen Häufchen aus. Kurze Pflanzenteile werden auf der gesamten Länge des Häufchens verteilt.

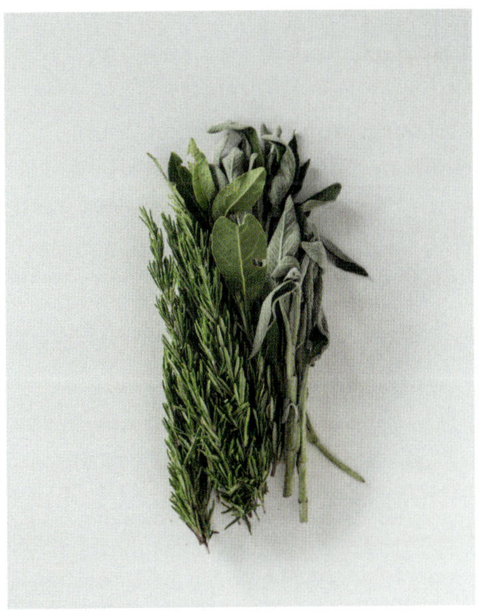

2 ✶ Das Pflanzenhäufchen mit einer Hand fest zusammenhalten. Die Schnur ums untere Ende legen und mit einem festen Knoten sichern.

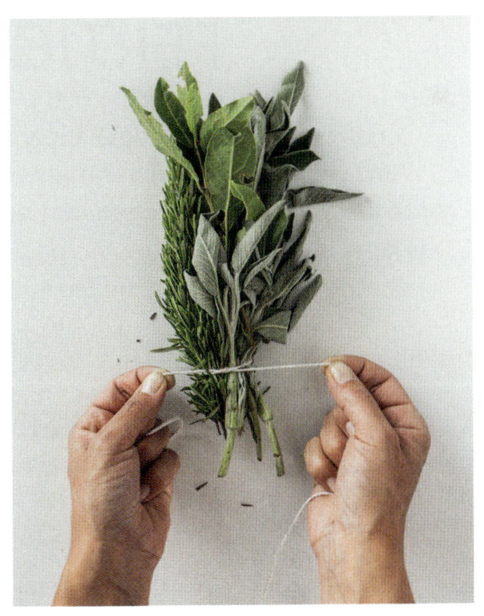

3 ✶ Die Pflanzen fest mit der Schnur umwickeln, am besten 4 Wicklungen aufwärts, dann 4 Wicklungen abwärts. Dabei die ersten Wicklungen kreuzen.

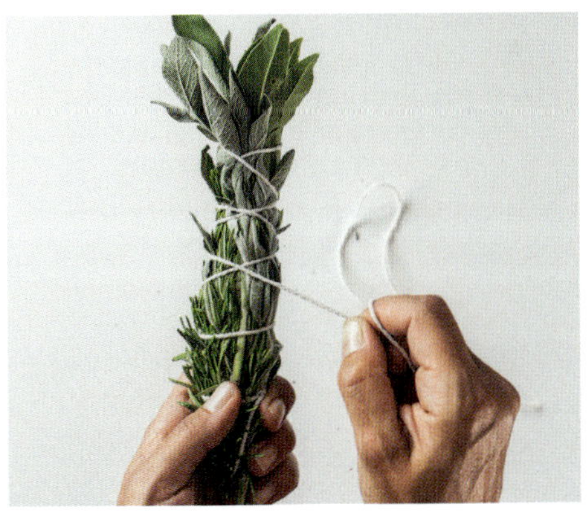

4 ✶ Die Schnur am unteren Ende wieder fest verknoten. Die Schnurenden nicht abschneiden: An ihnen wird das Bündel zum Trocknen aufgehängt.

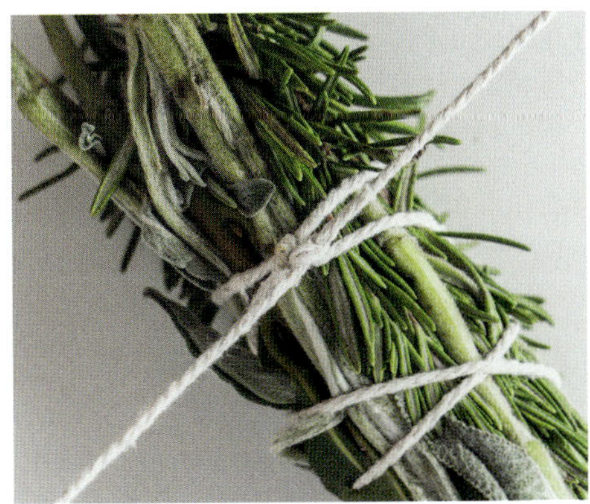

3 RÄUCHERBÜNDEL TROCKNEN UND FERTIGSTELLEN

Es ist sehr wichtig, Räucherbündel sorgfältig zu trocknen. Wenn sie nicht perfekt verarbeitet sind, können die Pflanzenmaterialien zu faulen beginnen, unangenehm riechen und negative Energien freisetzen. Das kann dazu führen, dass Ihr magisches Werkzeug nicht die Eigenschaften hat, die Sie ihm verleihen wollten.

Trocknen am richtigen Platz

Ihr Räucherbündel muss etwa zwei Wochen lang in einem sauberen, gesunden und belüfteten Raum trocknen. Das Räucherbündel sollte weder direktem Licht ausgesetzt noch in völliger Dunkelheit gelagert werden.

Sie brauchen:

- 1 Möglichkeit zum Aufhängen der Bündel (z.B. ein Kleiderbügel oder ein aufgehängter Holzstab)
- 1 Schere
- 1 Rosenschere

Während der Trocknung

Kontrollieren Sie ab und zu den Trocknungsverlauf und den Zustand der Pflanzen. Achten Sie auf Schimmel und kleine Insekten, die sich zwischen den Pflanzen verkriechen.

Teilen Sie den Bündeln Ihre Absichten und Wünsche mit. Danken Sie ihnen für den Transformationsprozess, den sie gerade durchlaufen. Senden Sie ihnen positive Schwingungen, sprechen Sie mit ihnen, wie Sie es auch mit einer Pflanze in der Erde tun würden. Das wird die Energien der Bündel und Ihre Beziehung zu ihnen stärken.

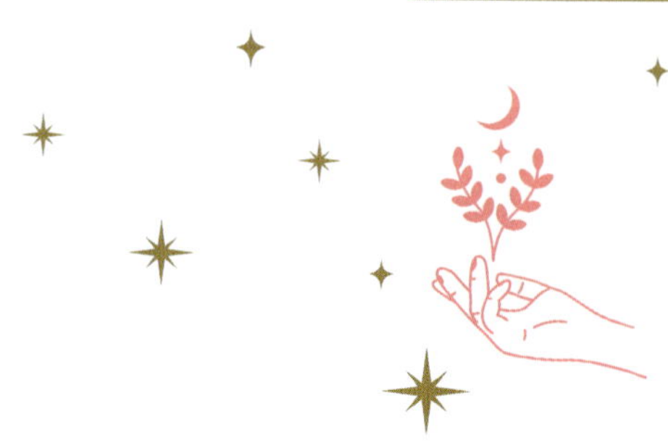

Schritt für Schritt

1 ✶ Die fertig zusammengestellten und gebundenen Räucherbündel müssen nun kopfüber hängend getrocknet werden. Planen Sie dafür einen Zeitraum von ungefähr 2 Wochen ein.

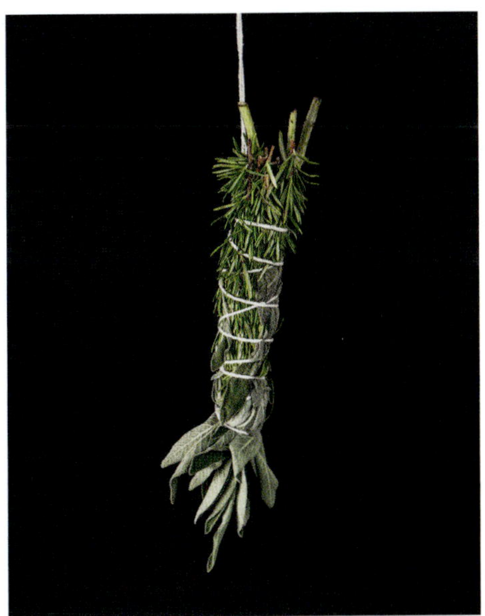

2 ✶ Wenn die Pflanzen vollkommen trocken sind, werden Sie feststellen, dass die Schnur locker ist. Das liegt daran, dass die Pflanzen beim Trocknen geschrumpft sind. Lösen Sie die Schnur und umwickeln Sie das Pflanzenbündel erneut schön fest (siehe Schritt 3 und 4 auf Seite 28). Die Schnur verknoten und die Enden abschneiden.

3 ✶ Nun das untere Ende des Räucherbündels mit einer Rosenschere gerade abschneiden. Wenn Sie möchten, können Sie aus ästhetischen Gründen auch das obere Ende gerade schneiden.

4 ✶ Falls Sie weitere getrocknete Materialien verwenden wollen (z. B. Blüten oder Gewürze), schieben Sie diese zum Schluss unter die gewickelten Schnüre.

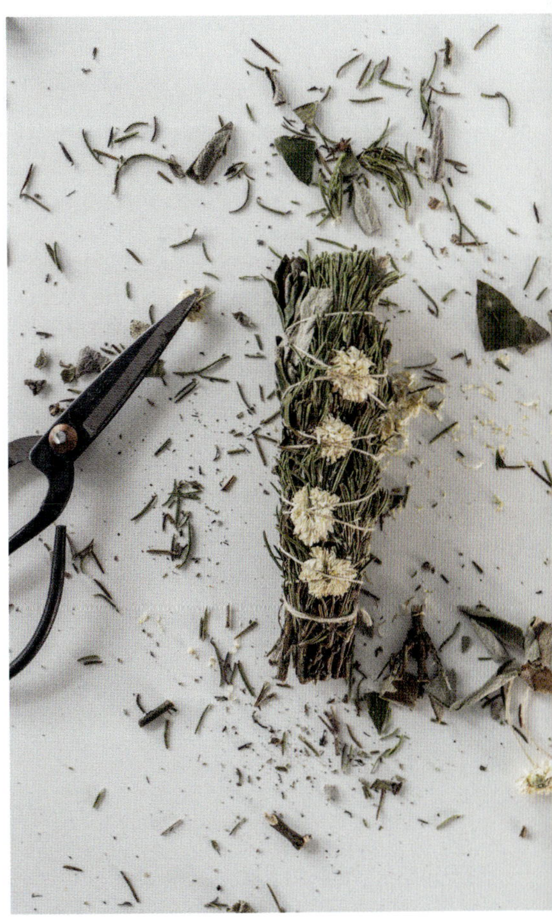

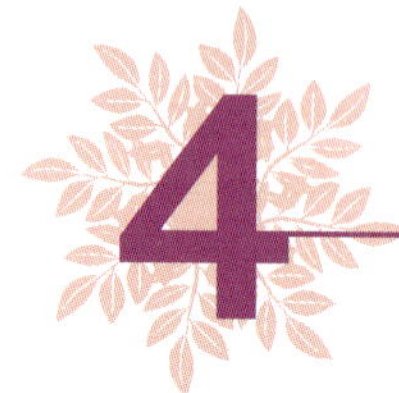

4 RÄUCHERBÜNDEL WEIHEN

Wie alle Werkzeuge für magische Rituale und Arbeiten sollten auch Räucherbündel nach der Herstellung geweiht werden. Auf diese Weise verstärken Sie ihre energetischen Kräfte und machen sie zu einem magischen Werkzeug. Hier folgt ein Vorschlag für ein Ritual zur Weihe eines Gegenstandes mit Hilfe der vier Elemente.

Sie brauchen:

- Getrocknete Pflanzen (lose oder als Räucherbündel, falls vorhanden) oder Räucherstäbchen (stehen für das Element Luft)
- 1 weiße Kerze (steht für das Element Feuer)
- 1 Schale mit Wasser (steht für das Element Wasser)
- 1 Schale mit Salz (steht für das Element Erde)

Räucherbündel und die Elemente

In der Alchemie geht man davon aus, dass jeder Umwandlungsprozess dem Prinzip der vier Elemente unterliegt. Bei einem Räucherritual stellen sich diese Elemente so dar: Die Kerze zum Anzünden der Pflanzen steht für das Feuer, der Rauch des Stabes für die Luft, die Muschel aus dem Meer für das Wasser und schließlich die Kräuter und die Asche für die Erde.

Schritt für Schritt

1 ✶ Platzieren Sie Ihre Werkzeuge in einem magischen Kreis, den Sie auf den Tisch (mit Salz, Kreide, Kerzen oder ablösbarem Klebeband) gezeichnet haben. Alternativ den Kreis auf den Boden zeichnen, sodass Sie selbst hineintreten können.

2 ✶ Getrocknete Pflanzen oder Räucherstäbchen in einem geeigneten Gefäß verbrennen. Das Räucherbündel dreimal durch den Rauch ziehen.

3 ✶ Die Kerze anzünden. Das Räucherbündel dreimal über die Flamme (nicht durch die Flamme) ziehen.

4 ✶ 3 Tropfen Wasser auf das untere Ende des Räucherbündels geben. Nicht mehr, sonst wird es zu feucht.

5 ✶ Das Räucherbündel einen Moment auf das Salz legen. Dann nehmen Sie es in die Hände und stellen sich seine magische Funktion vor.

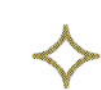

Sie könnten dabei die folgende Formel sprechen:
»Durch die Luft, durch das Feuer, durch das Wasser, durch die Erde wird mein Werkzeug gereinigt und gewinnt seine ganze Kraft.«

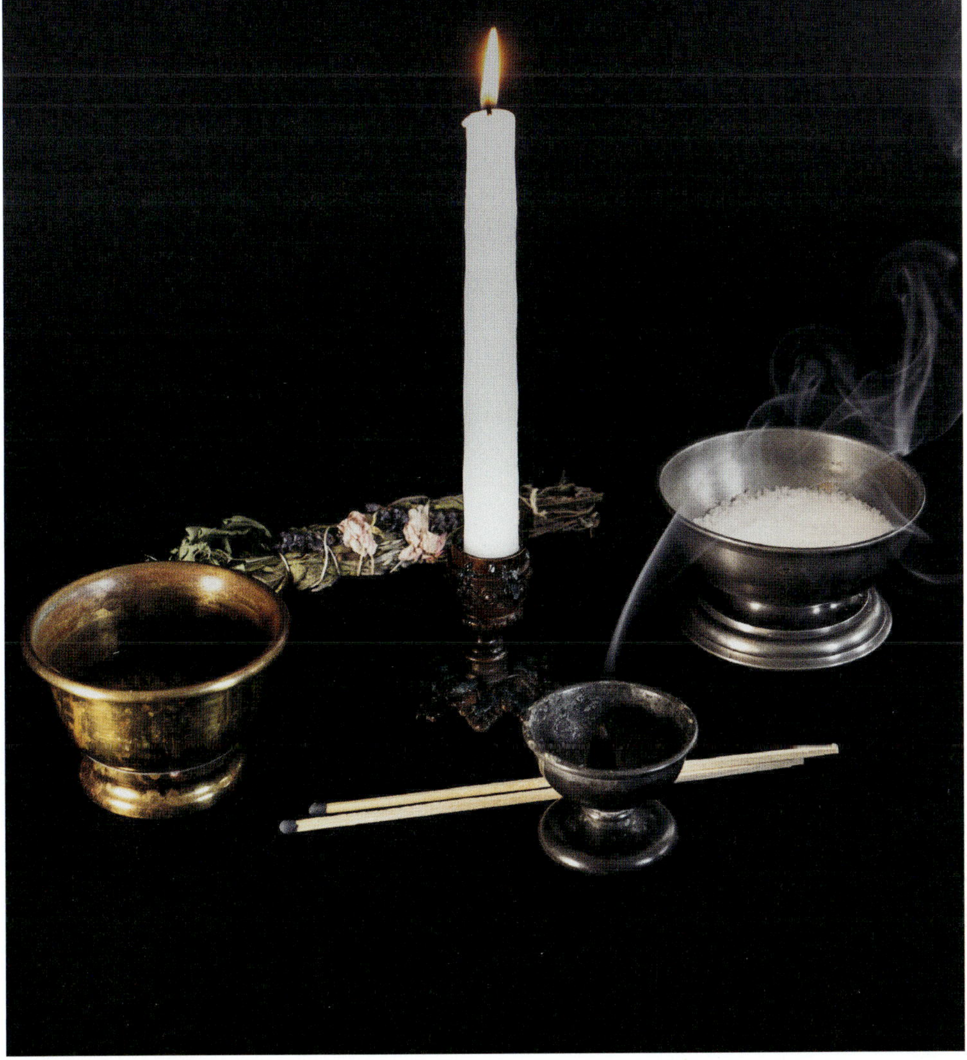

5 RÄUCHERBÜNDEL VERWENDEN

Nachdem Ihre Räucherbündel nun hergestellt und geweiht sind, können sie als Werkzeuge bei Ihren Ritualen und magischen Arbeiten eingesetzt werden. Bevor Sie beginnen, sollten Sie alle notwendigen Vorsichtsmaßnahmen ergreifen (siehe S. 17).

Sie brauchen:

- Streichhölzer oder 1 Kerze
- 1 hitzebeständiges Gefäß. Geeignet ist eine Muschel (z. B. Auster, Abalone oder Jakobsmuschel), eine Keramikschale oder ein kleiner Metallkessel
- 1 Gefäß mit Erde oder Sand
- 1 Feder (am besten in der Natur gesammelt) oder 1 Fächer (nach Belieben)

Schritt für Schritt

1 ✶ Das Ende des Räucherbündels anzünden. Dafür die Flamme eines Streichholzes oder einer Kerze verwenden, möglichst kein Feuerzeug. Wenn sich die Pflanzen leicht entzünden, schwenken Sie das Bündel.

Sie können auch einige trockene Blätter vom Bündel abzupfen und zwischen den Fingern zu einer kleinen Kugel formen.

2 ✶ Zum Löschen das brennende Ende des Räucherbündels in den Behälter mit Erde oder Sand stecken und leicht zerdrücken. Sie können es auch in den hitzebeständigen Behälter legen und von selbst ausgehen lassen (unter Aufsicht).

3 ✶ Nach dem Gebrauch Ihres Räucherbündels die Fenster öffnen, um den Raum zu lüften. Entsorgen Sie die Asche, am besten in der Natur. Sie können sie auch aufbewahren, um ein schwarzes Salz herzustellen (das für Schutz- oder Bannarbeiten verwendet wird). Bedanken Sie sich abschließend bei dem Ort, der Person oder dem Gegenstand, den Sie gereinigt haben, und bei Ihrem Räucherbündel.

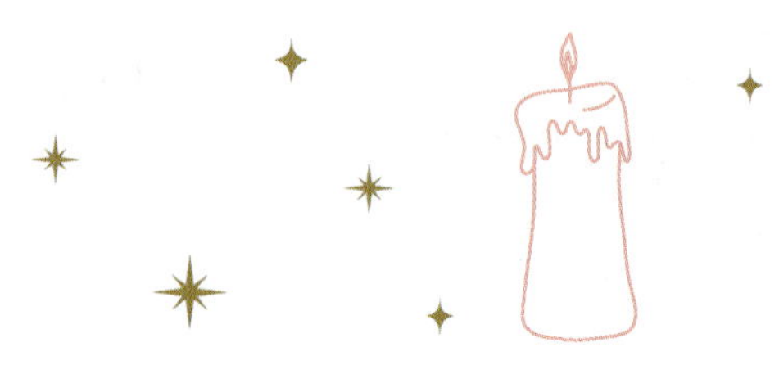

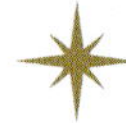

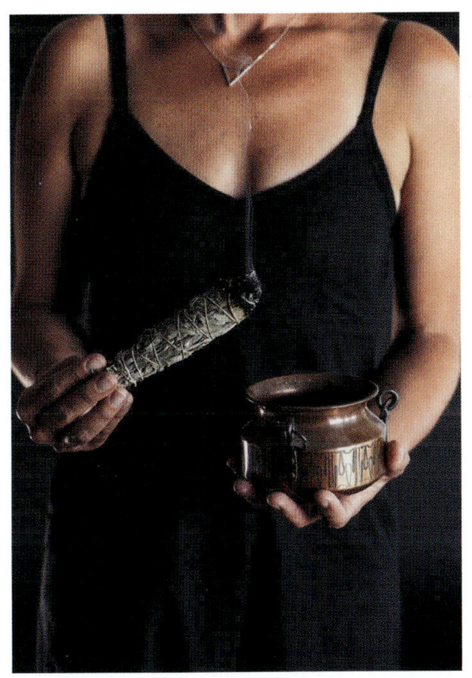

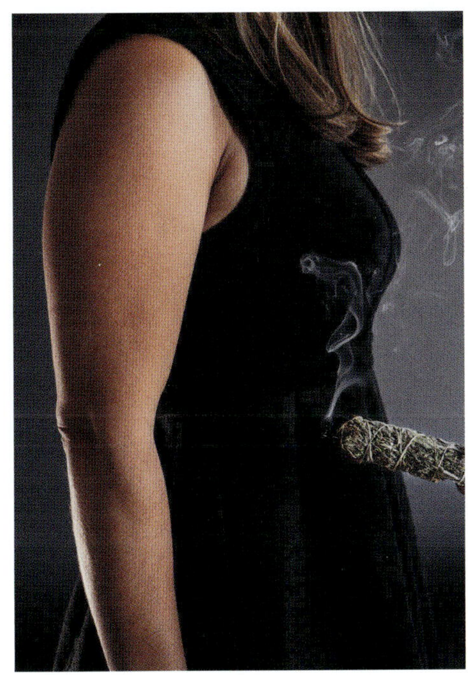

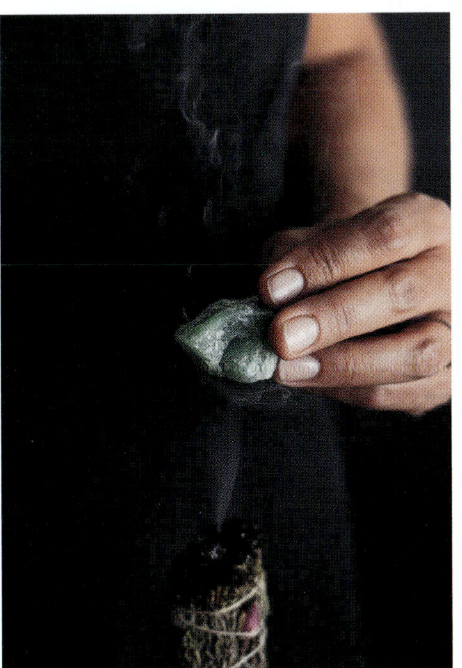

Reinigungs-rituale

Einen Raum reinigen:
Ein Fenster öffnen. Mit dem brennenden Räucherbündel an der Tür beginnen, dann die Wände entlang gehen. In den Ecken kurz innehalten. Sie können auch Schränke und Schubladen öffnen. Um den Rauch in alle Ecken zu verteilen, können Sie einen Fächer benutzen.

Eine Person reinigen:
Gehen Sie um die Person herum, und lassen Sie den Rauch von unten nach oben um sie zirkulieren.

Einen Gegenstand reinigen:
Den Gegenstand durch den Rauch ziehen. Wenn er dafür zu groß ist, umkreisen Sie ihn und lassen den Rauch von unten nach oben um ihn zirkulieren.

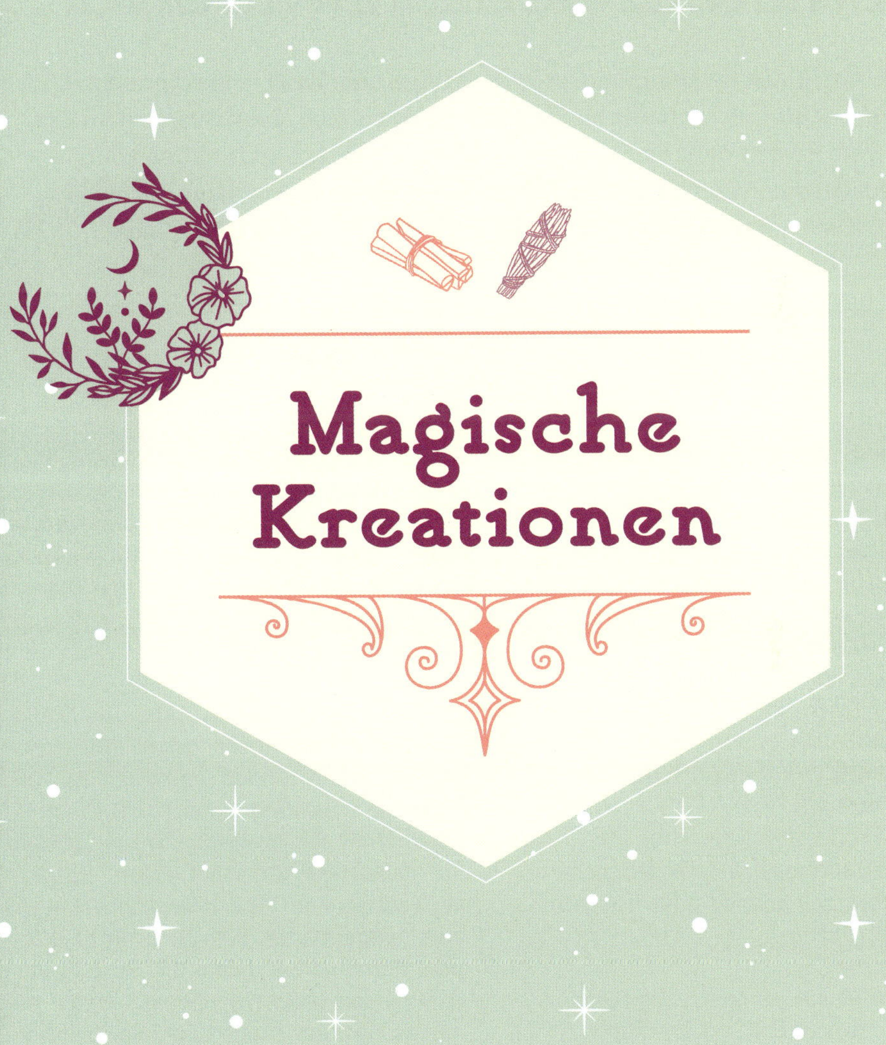

Magische Kreationen

ENERGETISCHE REINIGUNG

Die energetische Reinigung ist in der Magie unerlässlich. Sie dient dazu, unerwünschte oder schädliche Energien zu vertreiben, die sich an einem Ort, um eine Person oder einen Gegenstand herum festgesetzt haben können. Zu diesem Zweck ist das Räuchern eine besonders wirksame Technik. Die energetische Reinigung kann in Phasen großer Übergänge (Tag-und-Nachtgleiche), vor und nach einem Ritual oder nach einschneidenden Ereignissen durchgeführt werden (z. B. einem emotionalen Umbruch, einem Streit usw.).

Sie brauchen:

- **Zeder:** 2–3 Zweige von ca. 20 cm
- **Salbei:** 1 Bund von ca. 50 g
- **Apfel:** 2 Scheiben
- **Farbe der Schnur:** ungefärbt, orange, rot, braun, violett oder blau

Die Herstellung

1 ✶ Aus Salbei und Zeder in Bündel herstellen (siehe S. 28).

2 ✶ Zum Trocknen aufhängen (siehe Schritt 1, S. 30).

3 ✶ Gleichzeitig auch die Apfelscheiben neben den Bündeln zum Trocknen aufhängen.

4 ✶ Das Räucherbündel fertigstellen (siehe Schritt 2 und 3, S. 30).

5 ✶ Zuletzt die Apfelscheiben unter die Schnüre schieben (siehe Schritt 4, S. 30).

6 ✶ Das Räucherbündel weihen (siehe S. 32).

Die Pflanzen

Salbei und Zeder dienen der Reinigung, dem Schutz und der Heilung von Körper und Geist. Der Apfel ist eines der Symbole des Mabon-Festes: Er steht für die Fülle der Ernte, für Erneuerung und das Leben.

Vorschlag für ein Mabon-Ritual

Legen Sie auf Ihren Altar Dinge, die Sie in der Natur gesammelt haben (Pflanzen, Steine …) und zünden Sie Kerzen an. Reinigen Sie Ihren Wohnbereich mithilfe Ihres Räucherbündels (siehe S. 35) und achten Sie dabei besonders auf Ecken, Schränke, Fenster und Türen. Sie können auch eine energetische Reinigung Ihres Körpers durchführen, indem Sie ein Bad mit reinigenden Kräutern nehmen. Dafür einen Aufguss aus einem Glas Salbeiblättern und Rosmarinnadeln mit 1 Liter kochendem Wasser zubereiten und in das Badewasser gießen.

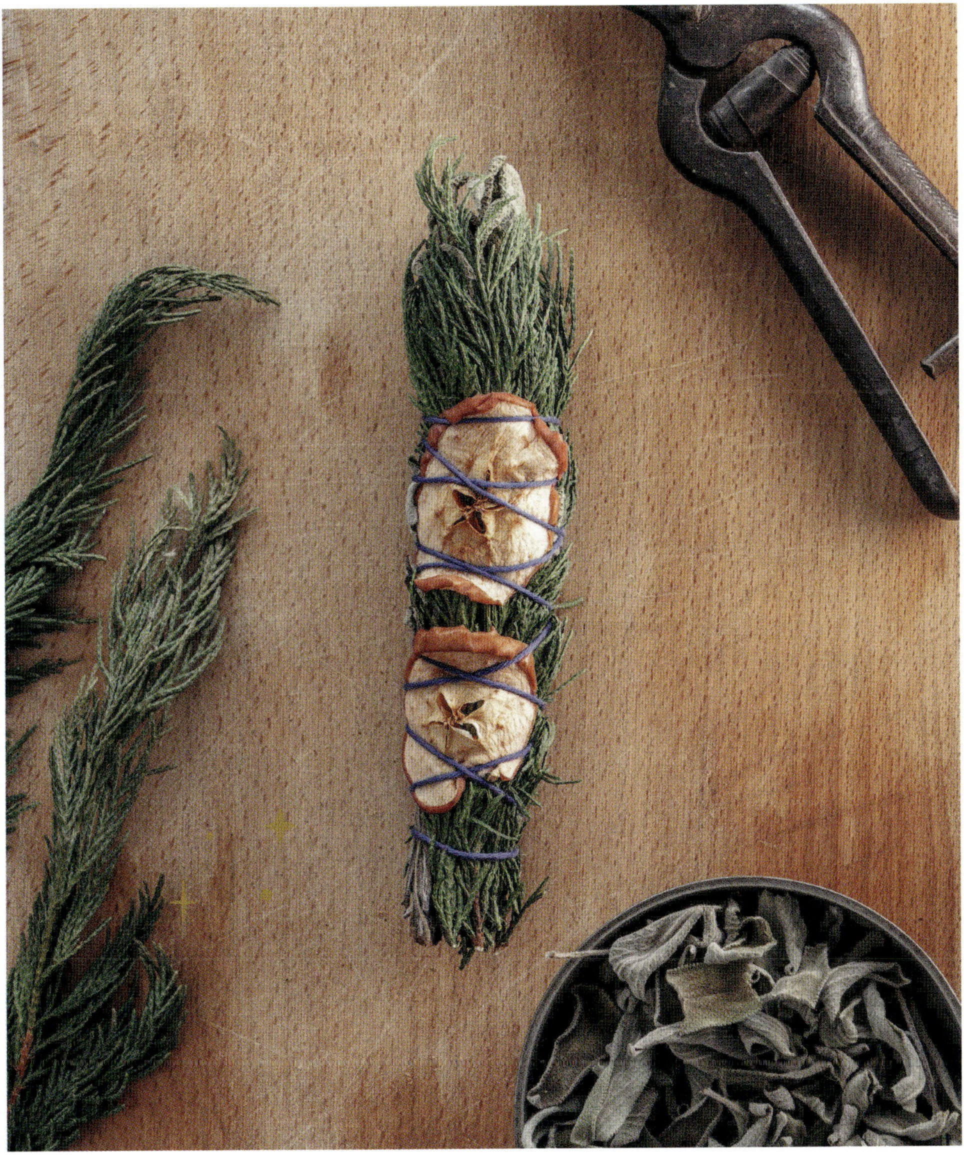

Das Jahreskreisfest Mabon

Mabon wird zwischen dem 21. und 23. September gefeiert. Es ist das Fest der Herbst-Äquinoktien, also der Herbst-Tag-und-Nachtgleiche. Während dieses Festes werden die Fülle der Ernte, der Reichtum der Erde und das Ende der Ernte geehrt. Zu dieser Zeit werden auch intensive energetische Reinigungen von Orten und Körpern durchgeführt.

ENTWICKLUNG DER INTUITION

Die Zeit um Samhain ist ideal für die Einführung in die Praxis der Intuitionsarbeit. Die Botschaften, die Sie während Ihrer Rituale wahrnehmen, können in dieser Zeit zahlreicher, klarer und intensiver sein. Das liegt daran, dass die Grenzlinie zwischen der Welt des Unsichtbaren und der Welt der Lebenden in dieser Zeit besonders schmal ist.
Diese Feier ist auch dazu geeignet, unsere dunklen Seiten anzuerkennen, das dunkle Universum, das uns umgibt, zu erforschen und den Tod zu ehren.

Sie brauchen:

- **Lorbeer:** 2 oder 3 Zweige von ca. 20 cm
- **Rosmarin:** 1 Bund von ca. 30–40 g
- **Salbei:** 1 Bund von ca. 30–40 g
- **Farbe der Schnur:** ungefärbt, orange oder schwarz

Die Herstellung

1 ✶ Aus den oben genannten Pflanzen ein Bündel herstellen (siehe S. 28).

2 ✶ Zum Trocknen aufhängen (siehe Schritt 1, S. 30).

3 ✶ Das Räucherbündel fertigstellen (siehe Schritt 2 und 3, S. 30).

4 ✶ Das Räucherbündel weihen (siehe S. 32).

Die Pflanzen

Salbei, Rosmarin und Lorbeer stärken die meditative Versenkung, die spirituelle Erhebung und die außersinnlichen und intuitiven Fähigkeiten. Sie besitzen zudem eine stark reinigende, schützende und heilende Wirkung auf Körper und Geist, die für die Arbeit in dieser intensiven Phase unerlässlich sind. Außerdem spielt der Rauch des Kräuterbündels traditionell eine wichtige Rolle bei der Kommunikation mit dem Jenseits.

Vorschlag für ein Samhain-Ritual

Legen Sie Fotos von verlorenen Angehörigen und Zettel mit an sie gerichteten Worten auf Ihren Altar. Zünden Sie Kerzen und Ihr Räucherbündel an. Danken Sie Ihren Vorfahren für das, was sie Ihnen gegeben haben, und sprechen Sie Gebete für sie. Zögern Sie nicht, auch lebenden Mitmenschen zu danken und für sie zu beten. Nehmen Sie sich die Zeit für magische Praktiken mit intuitiven Werkzeugen (Pendel, Tarot, Runen, intuitives Schreiben…).

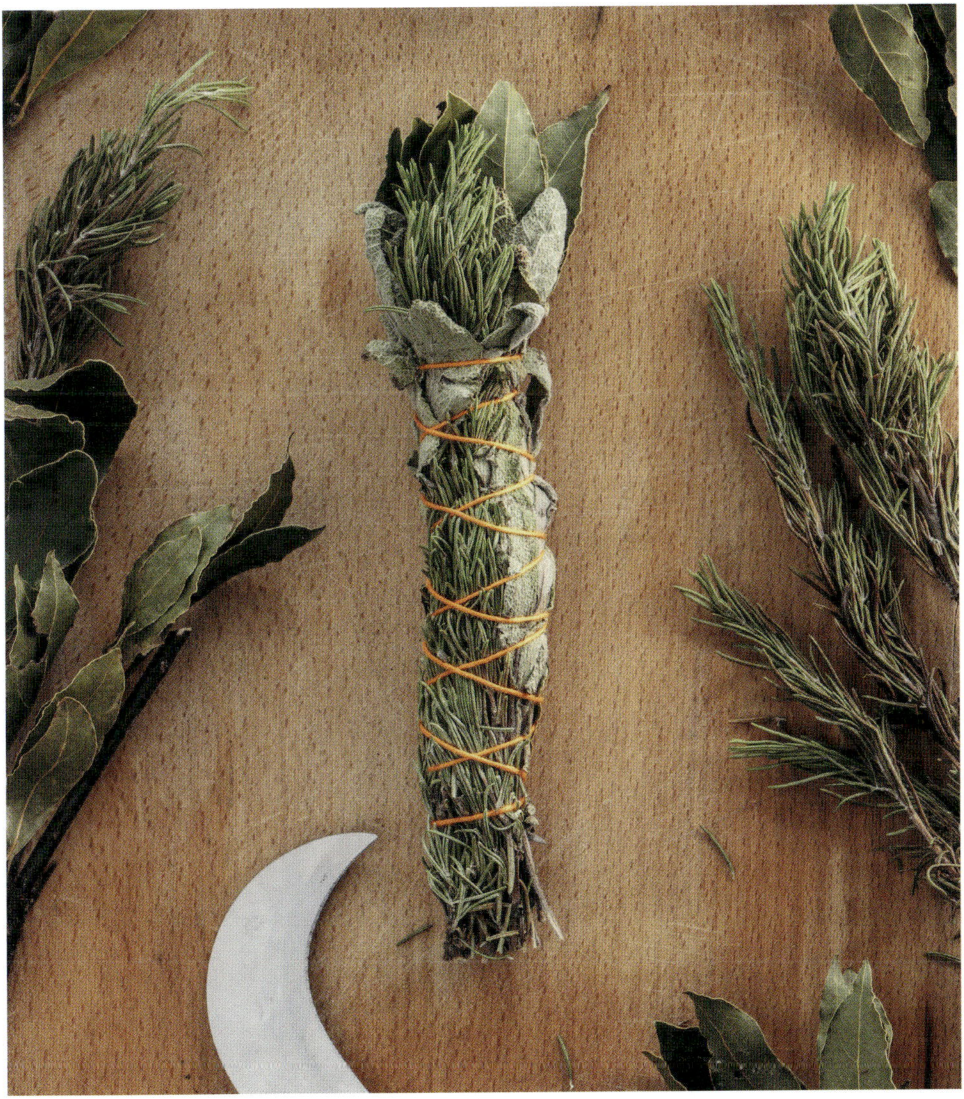

Das Jahreskreisfest Samhain

Samhain findet am 31. Oktober und 1. November statt und entspricht dem Fest Allerheiligen. Es ist ein Jahreskreisfest, bei dem wir unsere Vorfahren und den Tod ehren. Die Schmerzen und Ängste, die der Tod mit sich bringt, ermöglichen es uns, in uns zu gehen und einen Übergang zu vollziehen, der uns zu einer Art Wiedergeburt führt. Samhain ist der Beginn des keltischen Kalenders und gilt als das Neujahrsfest der Magier. Dieses Jahreskreisfest ist in der Magie von großer Bedeutung.

DAS GLÜCK HERBEIRUFEN

Glück definiert sich je nach Person und Situation unterschiedlich, ist aber unbestritten ein wichtiger Faktor im Leben. Dennoch sollten magische Glücksrituale sparsam durchgeführt werden, da zu viel Glück sich auch negativ auswirken kann. Ob es um Wohlstand, Fülle oder Erfolg geht, Glück findet man vor allem, indem man in sich selbst hineinhört, seine Umgebung analysiert und seine Absichten mit Weisheit und Vernunft äußert.

Sie brauchen:

- **Olivenbaum:** 2 Zweige von ca. 20 cm
- **Salbei:** 1 Bund von ca. 50 g
- **Römische oder deutsche Kamille:** einige Blüten
- **Farbe der Schnur:** ungefärbt oder Ihre Glücksfarbe

Die Herstellung

1 ✶ Aus Salbei und Olivenzweigen ein Bündel herstellen (siehe S. 28).

2 ✶ Zum Trocknen aufhängen (siehe Schritt 1, S. 30).

3 ✶ Gleichzeitig die Kamillenblüten auf einem Stück Pappe trocknen.

4 ✶ Das Räucherbündel fertigstellen (siehe Schritt 2 und 3, S. 30).

5 ✶ Die Kamillenblüten unter die Schnur schieben (siehe Schritt 4, S. 30).

6 ✶ Das Räucherbündel weihen (siehe S. 32).

Die Pflanzen

Diese drei Pflanzen stehen für Glück, Heilung und Intuition. Sie wirken außerdem reinigend und schützend. Kamille unterstützt Rituale rund um die materielle und emotionale Fülle. Der Olivenbaum symbolisiert Frieden und Kraft. Beide sind wichtig für Rituale zur Förderung des Glücks.

Vorschlag für ein Glücksritual

Zünden Sie Ihr Räucherbündel an und setzen Sie sich ruhig hin. Sie könnten einen Moment meditieren.

Nehmen Sie sich die Zeit, Ihren Wunsch genau zu definieren. Sprechen Sie ihn dann laut und deutlich aus. Achten Sie darauf, dass Ihr Wunsch vernünftig und erreichbar ist. Ritzen Sie einige Worte, die Ihren Wunsch zusammenfassen, in eine Kerze (lang und schlank, am besten grün gefärbt). Sie können die Kerze mit Öl bestreichen und mit Kamillenblättern bestreuen. Zünden Sie die Kerze an und lassen Sie sie vollständig abbrennen (unter Aufsicht).

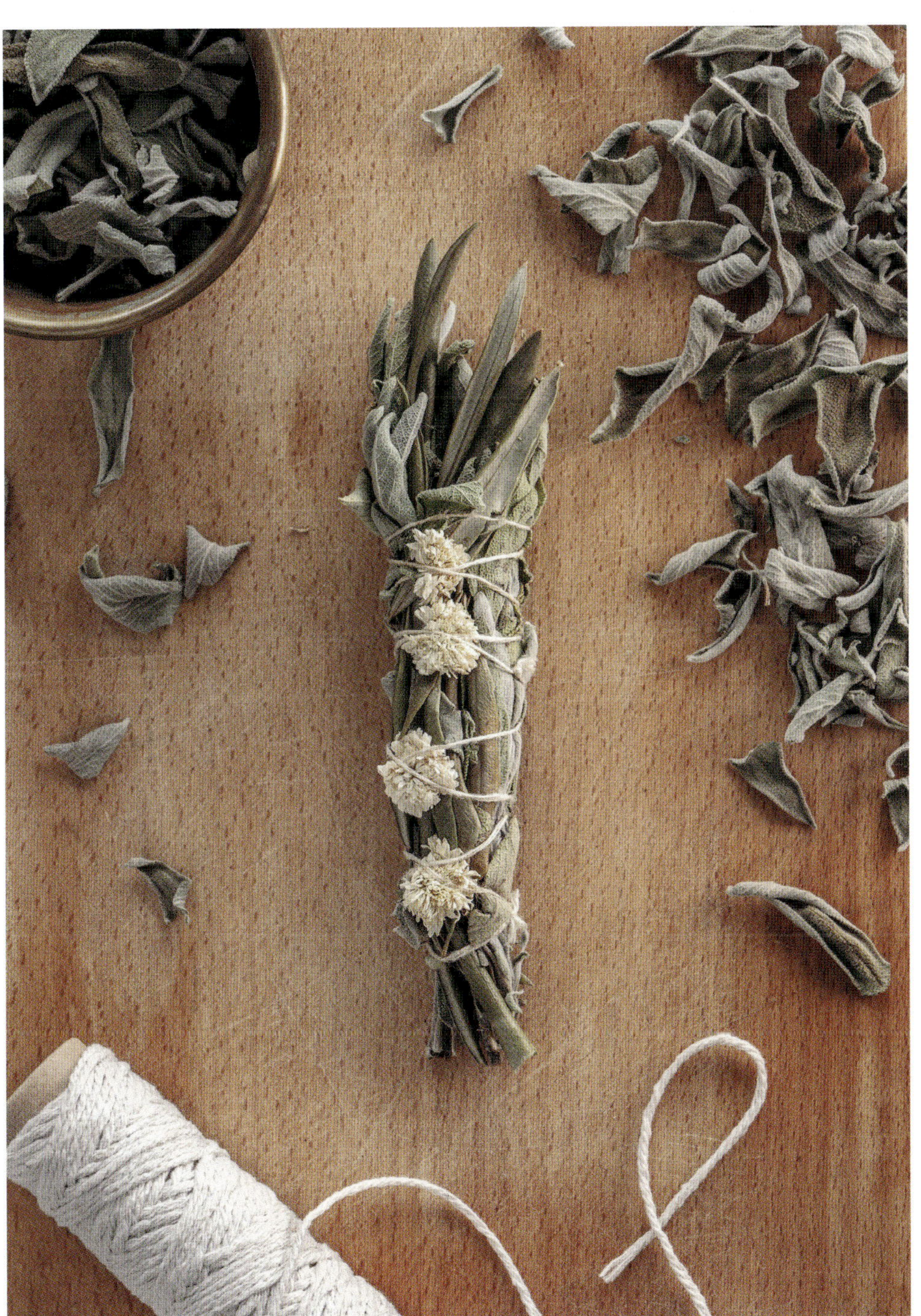

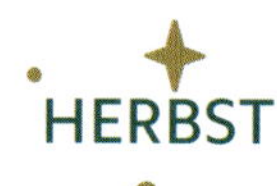

KOMMUNIKATION UND SOZIALE BEZIEHUNGEN

Die Sozialisation in der Familie, im Freundeskreis, in der Gesellschaft oder am Arbeitsplatz ist eine wichtige Voraussetzung für die Entwicklung einer eigenen Identität und eines Lebensweges, der uns entspricht. Um einen solchen Lebensweg zu finden, müssen wir in unseren Beziehungen zu unseren Mitmenschen ehrlich und aufrichtig sein. Kommunikation, ob verbal, gestisch oder schriftlich, ist einer der entscheidenden Schlüssel zu einer gesunden und konstruktiven Interaktion mit unseren Mitmenschen.

Sie brauchen:

- **Minze:** 1 Bund von ca. 40 g
- **Passionsblume:** 1 Stiel, ca. 20 cm
- **Thymian:** 1 Bund von ca. 40 g
- **Farbe der Schnur:** ungefärbt, blau oder violett

Die Herstellung

1 ✶ Aus den oben genannten Pflanzen ein Bündel herstellen (siehe S. 28).

2 ✶ Zum Trocknen aufhängen (siehe Schritt 1, S. 30).

3 ✶ Das Räucherbündel fertigstellen (siehe Schritt 2 und 3, S. 30).

4 ✶ Das Räucherbündel weihen (siehe S. 32).

Die Pflanzen

Diese drei Pflanzen fördern die Beziehung zu anderen und die Kommunikation. Thymian hilft, den eigenen Platz zu finden, indem er Gleichgewicht und Harmonie sowie die Selbst- und Fremdliebe fördert. Minze und Passionsblume wirken beruhigend. Minze fördert zudem die Konzentrationsfähigkeit und hilft somit, anderen aktiv und einfühlsam zuzuhören.

Vorschlag für ein Ritual zur besseren Kommunikation

Nehmen Sie eine bequeme Meditationshaltung ein.

Stellen Sie eine weiße oder hellblaue Kerze (die Farbe des Hals-Chakra) vor sich auf und zünden Sie Ihr Räucherbündel an. Visualisieren Sie Ihre typischem Hemmnisse in der Kommunikation mit anderen Menschen, sei es beim Sprechen oder beim Zuhören.

Stellen Sie sich dann ein weiß-bläuliches Licht vor, das Ihren Körper vom Scheitel bis zur Sitzfläche durchdringt. Singen Sie das Mantra »Ham«.

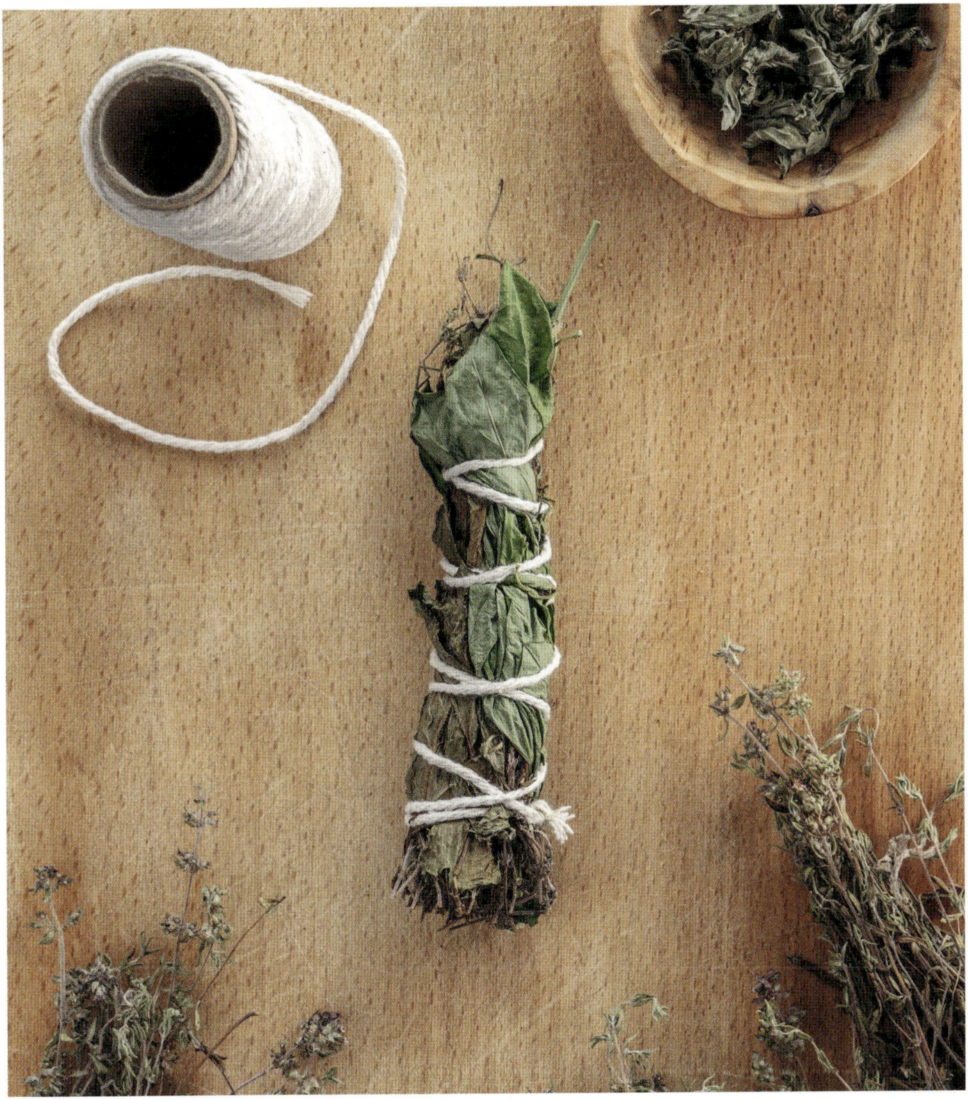

Das Hals-Chakra

Unser Hals-Chakra oder fünftes Chakra steht für Kommunikation und Inspiration. Wenn es ausgeglichen ist, sind wir imstande, uns klar und offen auszudrücken und eine gute Fähigkeit zum Zuhören zu entwickeln. Das ist wichtig, um eine gesunde, von Güte und Einfühlungsvermögen geprägte Beziehung zu anderen Menschen aufzubauen. Wenn dieses Chakra zu aktiv ist, neigen wir dazu, uns zu laut auszudrücken oder zu schroff zu sein. Ist das Chakra hingegen zu geschlossen, fällt es uns schwer, uns auszudrücken.

BEFREIUNG DER WEIBLICHKEIT

Hier geht es nicht um Frauenrechte, und keinesfalls wird eine Herrschaft über die entgegengesetzte Polarität, das Männliche, angestrebt. Es geht vielmehr um die Wiederverbindung mit der eigenen weiblichen Essenz. Dieser Prozess beginnt mit der Heilung der Wunden, die durch unsere Inkarnation als Frau entstanden sind, um das Vertrauen in uns selbst, unsere Fähigkeiten, unsere Kreativität, unsere Kraft und unsere Fülle wiederzuerlangen. Meine Herren, blättern Sie nicht zu schnell um, denn das geht auch Sie an.

Sie brauchen:

- **Schafgarbe:** 2 oder 3 Blüten mit Stielen
- **Beifuß:** einige Stiele von ca. 20 cm
- **Himbeere:** 3 oder 4 Blätter
- **Melisse:** 1 Bund von ca. 20 g
- **Farbe der Schnur:** ungefärbt oder rosa

Die Herstellung

1 ✶ Die Schafgarbenstiele in ca. 20 cm lange Stücke schneiden.

2 ✶ Aus allen Pflanzen ein Bündel herstellen (siehe S. 28). Dabei können die Schafgarben-Blütenstände oben oder an den Seiten platziert werden.

3 ✶ Zum Trocknen aufhängen (siehe Schritt 1, S. 30).

4 ✶ Das Räucherbündel fertigstellen (siehe Schritt 2 und 3, S. 30).

5 ✶ Das Räucherbündel weihen (siehe S. 32).

Die Pflanzen

Diese vier Pflanzen stehen in Verbindung mit der Weiblichkeit. Sie sind schützend und reinigend, wirken auf Harmonie und Gelassenheit, Intuition, das Gefühl der universellen Liebe und Langlebigkeit. Die Melisse ist zudem ein mildes Aphrodisiakum.

Es geht alle an

Die Befreiung der Weiblichkeit oder die Wiederverbindung mit dem »heiligen Weiblichen« ist nicht ausschließlich Frauen vorbehalten. Jeder Mensch trägt sowohl weibliche als auch männliche Energie in sich. Daher kann auch ein Mann das Bedürfnis haben, seine Weiblichkeit zu befreien und sich wieder mit ihr zu verbinden, ebenso wie eine Frau das Bedürfnis haben kann, die Verbindung zu ihren männlichen Elementen zu erneuern. Dies ist eine Frage des inneren Gleichgewichts, die für die persönliche Entwicklung und die spirituelle Erhebung von entscheidender Bedeutung ist.

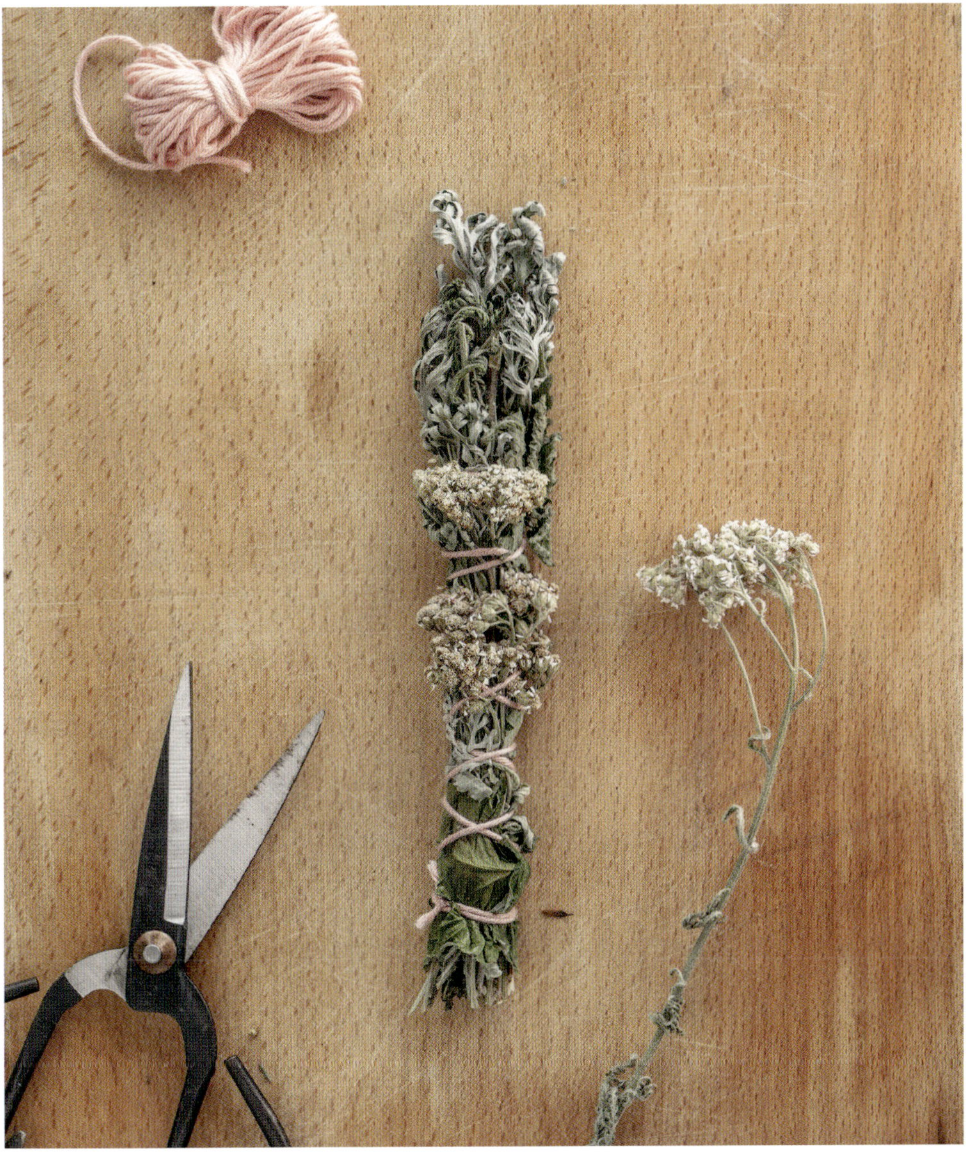

Befreiung der Männlichkeit

Mit dem Prinzip der Männlichkeit assoziieren wir Verankerung in der Materie, Stärke, Kühnheit und Stabilität. Interessante Pflanzen sind in diesem Zusammenhang Eiche, Johanniskraut und Borretsch. Sie können ein Räucherbündel aus einem kleinen Eichenzweig, drei Zweigen Johanniskraut und einigen Blättern Borretsch herstellen.

RÜCKKEHR ZU RUHE UND INTROSPEKTION

Der Beginn des Winters ist der Anfang einer dreimonatigen stillen Periode, in der wir Zeit für Ruhe und Selbstreflexion finden. Diese Pause ist notwendig, um sich emotional und körperlich von der Intensität des vorangegangenen Jahres zu erholen.

Sie brauchen:

- **Kiefer:** 1 Handvoll Nadeln
- **Orange:** einige Stücke getrocknete Schale
- **Farbe der Schnur:** ungefärbt, rot, grün oder weiß

Die Herstellung

1 ✶ Aus den Kiefernnadeln ein Bündel herstellen (siehe S. 28).

2 ✶ Die getrockneten Orangenschalen unter die Schnur schieben (siehe Schritt 4, S. 30).
Das Bündel muss nicht zum Trocknen aufgehängt werden. Die Kiefernnadeln trocknen von selbst, und es besteht keine Gefahr, dass sie faulen.

3 ✶ Das Räucherbündel weihen (siehe S. 32).

Die Pflanzen

Für diese Jahreszeit eignen sich vor allem Räucherbündel aus wenigen Zutaten. Die Erde ist arm und es gibt wenig Licht – das sollte man respektieren, indem man wenig erntet. Kiefernnadeln sind jedoch reichlich vorhanden und fallen nur alle fünf Jahre ab. Die Kiefer bietet Schutz und Reinigung, fördert die Gesundheit und die Heilung emotionaler Wunden. Die Orange symbolisiert in dieser dunklen Zeit die bevorstehende Rückkehr der Sonne. Ihre Energie verkörpert die Langlebigkeit und das Gleichgewicht zwischen Körper und Geist. Sie fördert die Intuition und den Weitblick.

Vorschlag für ein Julritual

Um die bevorstehende Rückkehr des Lichts zu würdigen, zünden Sie ein Feuer an, stellen Sie Kerzen auf und schmücken Sie einen Baum. Während einer ruhigen Meditation zünden Sie Ihr Räucherbündel an und nehmen Sie sich die Zeit, über Ihre Sorgen, Ängste und Nöte nachzudenken. Verarbeiten Sie sie, bis Sie gelassener über sie nachdenken und vielleicht sogar akzeptieren können. Danken Sie sich selbst für den Weg, den Sie zurückgelegt haben, sowie für die Schmerzen und Hindernisse, die Sie überwunden haben. Danken Sie auch Ihren Mitmenschen für ihre Zuneigung.

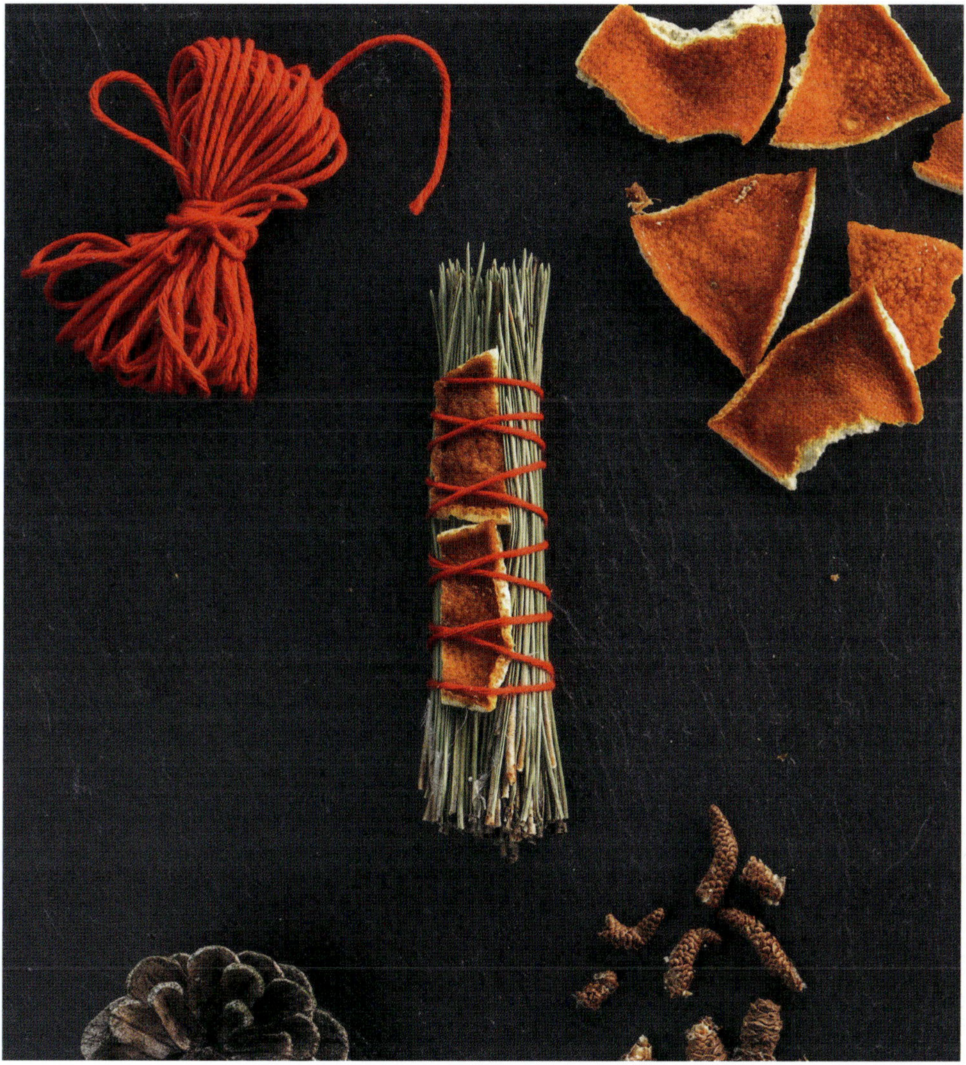

Das Jahreskreisfest Jul

Jul, das Fest der Wintersonnenwende, wird vom 21. bis 23. Dezember gefeiert. Die Nacht ist jetzt länger vertreten als der Tag. Auf der Suche nach Ausgeglichenheit gehen wir in eine Zeit der Ruhe und Selbstreflexion. Wir müssen uns mit der Dunkelheit um uns herum und unserer eigenen Dunkelheit auseinandersetzen. Dies sind wichtige Schritte auf dem Weg zurück ins Licht, eine Form der Wiedergeburt. In gemeinsamen Momenten mit unseren Lieben feiern wir, dass die Tage von jetzt an wieder länger werden und die Sonne bald wieder einen größeren Anteil einnehmen wird.

HOFFNUNG UND REINIGUNG

Hoffnung – das ist das vertrauensvolle Warten auf die Erfüllung eines Wunsches, einer Absicht oder eines Ereignisses. Sie wird in dieser Jahreszeit durch die Rückkehr des Lichts symbolisiert. Damit dieses positive und perspektivreiche Gefühl Früchte tragen kann, ist eine Erneuerung nötig, der eine tiefgreifende Reinigung vorangehen sollte.

Sie brauchen:

- **Eukalyptus:** 2 Zweige von ca. 20 cm
- **Rosmarin:** 1 Bund von ca. 40 g
- **Salbei:** 1 Bund von ca. 40 g
- **Farbe der Schnur:** ungefärbt, weiß oder rot

Die Herstellung

1 ✶ Aus allen oben genannten Pflanzen ein Bündel herstellen (siehe S. 28).

2 ✶ Zum Trocknen aufhängen (siehe Schritt 1, S. 30).

3 ✶ Das Räucherbündel fertigstellen (siehe Schritt 2 und 3, S. 30).

4 ✶ Das Räucherbündel weihen (siehe S. 32).

Die Pflanzen

Eukalyptus fördert die Harmonie und die Inspiration. Rosmarin schafft ein Gefühl von Frieden und Klarheit. Beides sind starke Trümpfe für die magische Arbeit rund um die Erneuerung unseres Lebens. Salbei bringt Glück und Wohlstand. Alle drei Pflanzen besitzen starke reinigende und schützende Kräfte und wirken sich auch auf die Heilung von Körper und Geist aus.

Vorschlag für ein Imbolg-Ritual

Um das Licht zu ehren, könnten Sie möglichst viele Kerzen anzünden.
Führen Sie mithilfe Ihres Räucherbündels eine energetische Reinigung Ihres Wohnbereichs durch (siehe S. 34). Vertiefen Sie diesen Vorgang durch eine Segnung mit Salz und Wasser. Stellen Sie dazu die beiden Elemente in Schalen vor sich hin und laden Sie sie durch Ihre Absicht mit Ihren Energien auf. Mischen Sie sie dann.
Versprühen Sie mit den Fingerspitzen etwas von dieser Mischung in jedem Raum Ihrer Wohnung. Nehmen Sie sich schließlich die Zeit, um über anstehende Projekte und Möglichkeiten der Verwirklichung nachzudenken. Es geht hier nicht darum, endgültige Lösungen zu finden, sondern einen Denkprozess in Gang zu setzen.

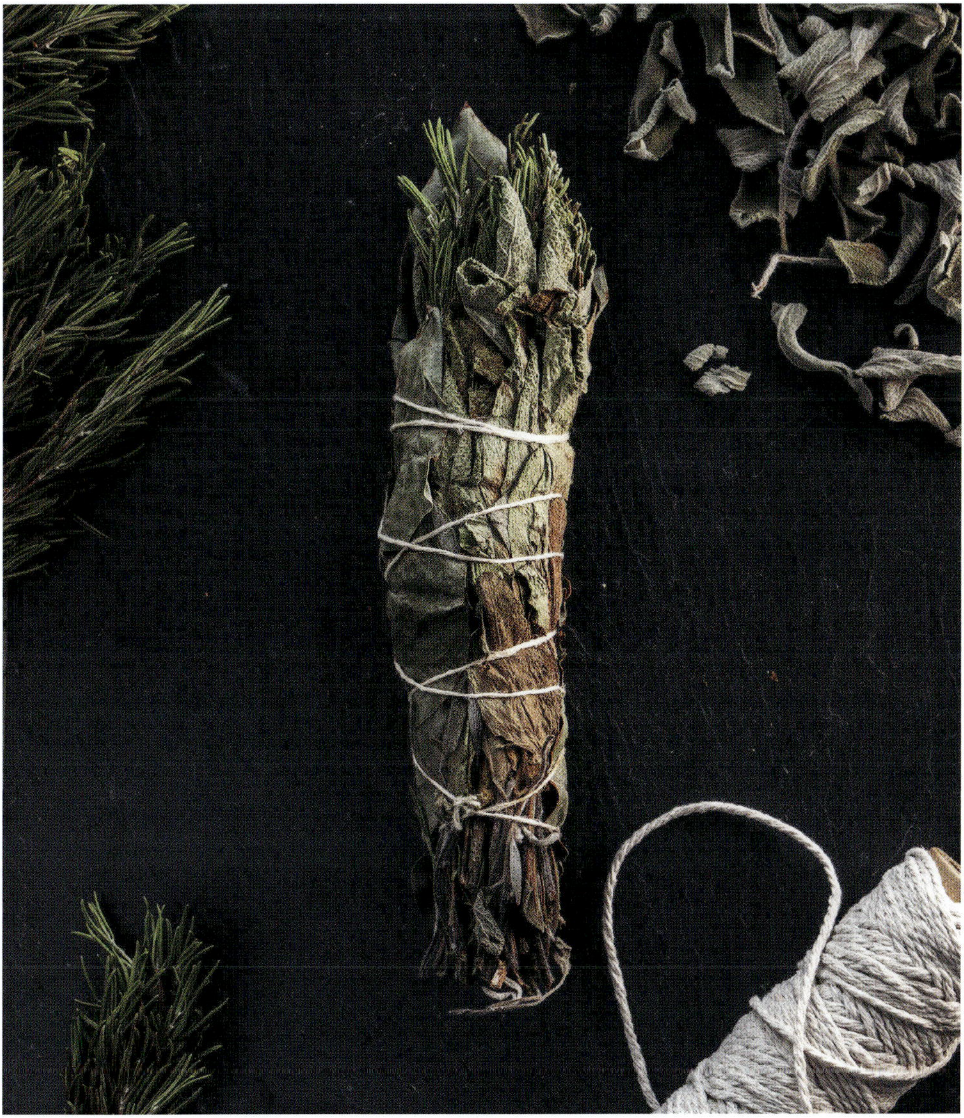

Das Jahreskreisfest Imbolg

Imbolg wird am 1. und 2. Februar gefeiert. Man kennt es auch als Lichtmess oder »Fest der Kerzen«. Neben dem Licht stehen aber auch die Erneuerung und die Hoffnung im Mittelpunkt. Es ist eine Zeit der Initiation und der kreativen Inspiration. Während des Jahreskreisfestes ist es in manchen Ländern üblich, Pfannkuchen zuzubereiten und zu teilen. Die runde Form und die goldene Farbe der Pfannkuchen symbolisieren die Sonne.

HARMONIE VON KÖRPER UND GEIST

Wohlbefinden stellt sich ein, wenn Körper und Geist im Gleichgewicht sind. Die Suche nach dieser Harmonie geht vor allem mit Selbstanalyse auf psychischer und physischer Ebene einher. Dann gilt es, die Blockaden unterschiedlichen Ursprungs aufzulösen.

Sie brauchen:

- **Rosmarin:** 1 Bund von ca. 30 g
- **Salbei:** 1 Bund von ca. 30 g
- **Thymian:** 1 Bund von ca. 30 g
- **Zimt:** 1 oder 2 Stangen
- **Farbe der Schnur:** ungefärbt, weiß, violett oder blau

Die Herstellung

1 ✶ Aus Rosmarin, Salbei und Thymian, ein Bündel herstellen (siehe S. 28).

2 ✶ Zum Trocknen aufhängen (siehe Schritt 1, S. 30).

3 ✶ Das Räucherbündel fertigstellen (siehe Schritt 2 und 3, S. 30).

4 ✶ Die Zimtstangen unter die Schnüre schieben (siehe Schritt 4, S. 30).

5 ✶ Das Räucherbündel weihen (siehe S. 32).

Die Pflanzen

Alle verwendeten Pflanzen besitzen die schützenden und reinigenden Eigenschaften, die für die Arbeit an der Verbindung zwischen Geist und Körper notwendig sind. Sie fördern zudem die körperliche und emotionale Heilung. Bei gemeinsamer Anwendung stärken sie Intuition, Konzentration und Frieden.

Vorschlag für ein Ritual zur Harmonisierung von Geist und Körper

Nehmen Sie eine bequeme Meditationshaltung ein. Zünden Sie eine Kerze (weiß, blau oder violett) und Ihr Räucherbündel an.

Wählen Sie eine bestimmte Blockade aus und benennen Sie sie laut. Visualisieren Sie dann ein positives Wort, das Ihnen hilft: entweder ein Trostwort oder ein Wort, das eine Lösung darstellt. Atmen Sie das Wort ein, sodass es sich im ganzen Körper ausbreiten kann. Atmen Sie ruhig aus.

Wiederholen Sie diese Übung so oft, wie Sie es für nötig halten.

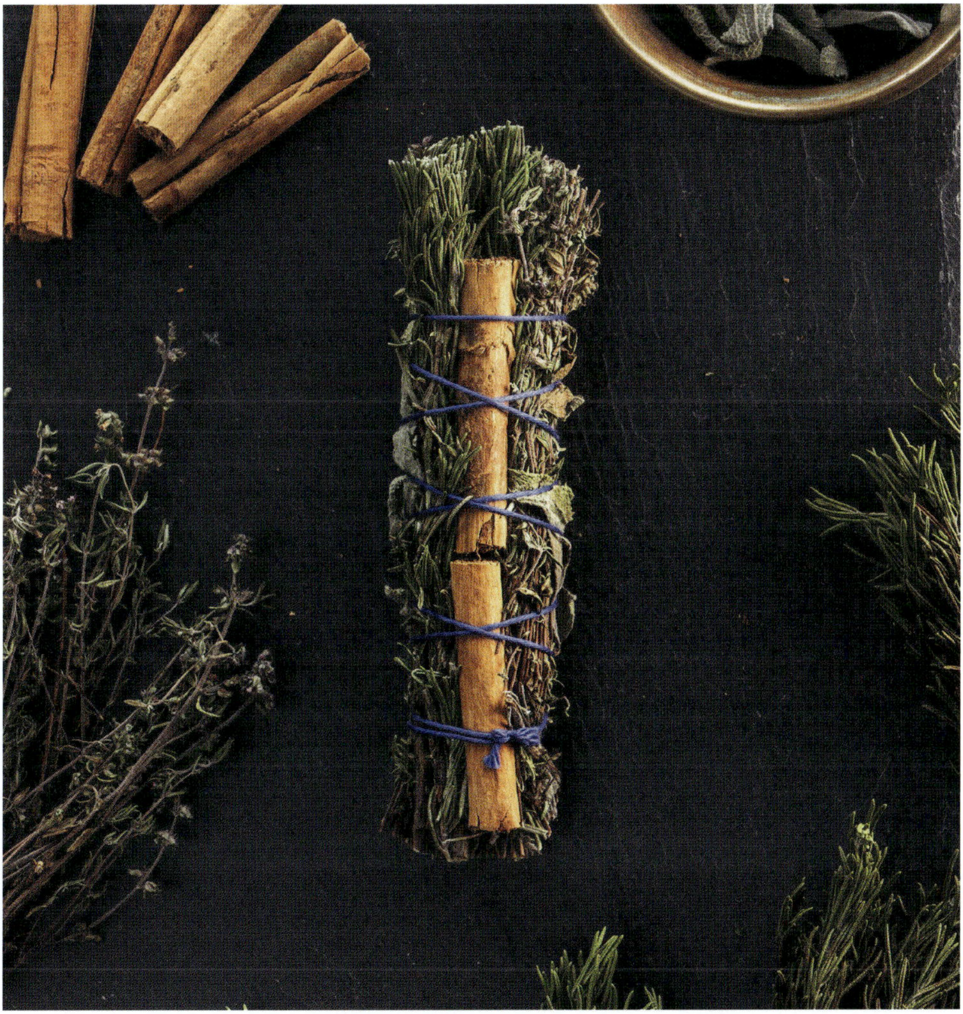

Arbeit an Blockaden

Blockaden stehen der Harmonie und dem inneren Gleichgewicht im Wege. Wenn wir mit der Aufräumarbeit auf dieser Ebene beginnen, müssen wir eine Auswahl treffen, denn nicht alles kann gleichzeitig angegangen werden. Im Alltag stellen wir manchmal fest, dass eine Blockade andere nach sich zieht, wie bei einer Kettenreaktion. Umgekehrt führt die Lösung eines Problems oft zu einer Beruhigung auf anderen Ebenen. Man sollte also Schritt für Schritt vorgehen und ein Thema nach dem anderen behandeln. Eine radikale Lösung gibt es nur selten. Darum ist es wichtig, seine dunklen Seiten, seine Wut oder seine Traurigkeit nicht zu verdrängen, um sich selbst zu akzeptieren, ganz zu sein und auf seinem Lebensweg voranzukommen.

SCHUTZ VON ORTEN UND PERSONEN

In der Magie versteht man unter Schutz geeignete Mittel, um unerwünschte Energien abzuwehren. Im Alltag werden Schutzwerkzeuge beispielsweise dazu verwendet, den Frieden eines Ortes zu bewahren oder sich selbst zu schützen, wenn man z. B. einen Termin wahrnehmen muss, der stark an den eigenen Energiereserven zehrt.

Sie brauchen:

- **Efeu:** 1 Ranke, ca. 20 cm
- **Immergrün:** 1 Ranke, ca. 20 cm
- **Salbei:** 1 Bund von ca. 50 g
- **Farbe der Schnur:** ungefärbt, weiß, grau, schwarz oder violett

Die Herstellung

1 ✶ Aus allen oben genannten Pflanzen ein Bündel herstellen (siehe S. 28).

2 ✶ Zum Trocknen aufhängen (siehe Schritt 1, S. 30).

3 ✶ Das Räucherbündel fertigstellen (siehe Schritt 2 und 3, S. 30).

4 ✶ Das Räucherbündel weihen (siehe S. 32).

Die Pflanzen

Viele Pflanzen besitzen schützende Eigenschaften, so auch die hier verwendeten. Darüber hinaus fördert Immergrün die sozialen und emotionalen Beziehungen. Efeu wirkt auf Glück (ebenso wie Salbei) und das Gefühl von Liebe. All das sind Eigenschaften, die man nutzen kann, um sich oder seinen Lebensraum vor unerwünschten Energien zu schützen.

Schutzwerkzeuge

Es gibt eine Vielzahl magischer Schutzmethoden. Sie könnten ein Räucherritual durchführen oder einfach ein Räucherbündel an den Eingang Ihres Wohn- oder Arbeitsbereichs legen.

Sie können auch ein Amulett aus getrockneten Schutzpflanzen und einer Prise Salz herstellen, das Sie bei sich tragen (siehe Tabelle S. 18).

Auch Steine haben eine starke Schutzwirkung. Aus Umwelt- und Nachhaltigkeitsgründen empfiehlt es sich, nur Steine aus einheimischer Förderung zu verwenden. In Deutschland werden beispielsweise Achat, Amethyst, Jaspis sowie auch Bergkristall und Karneol gefunden.

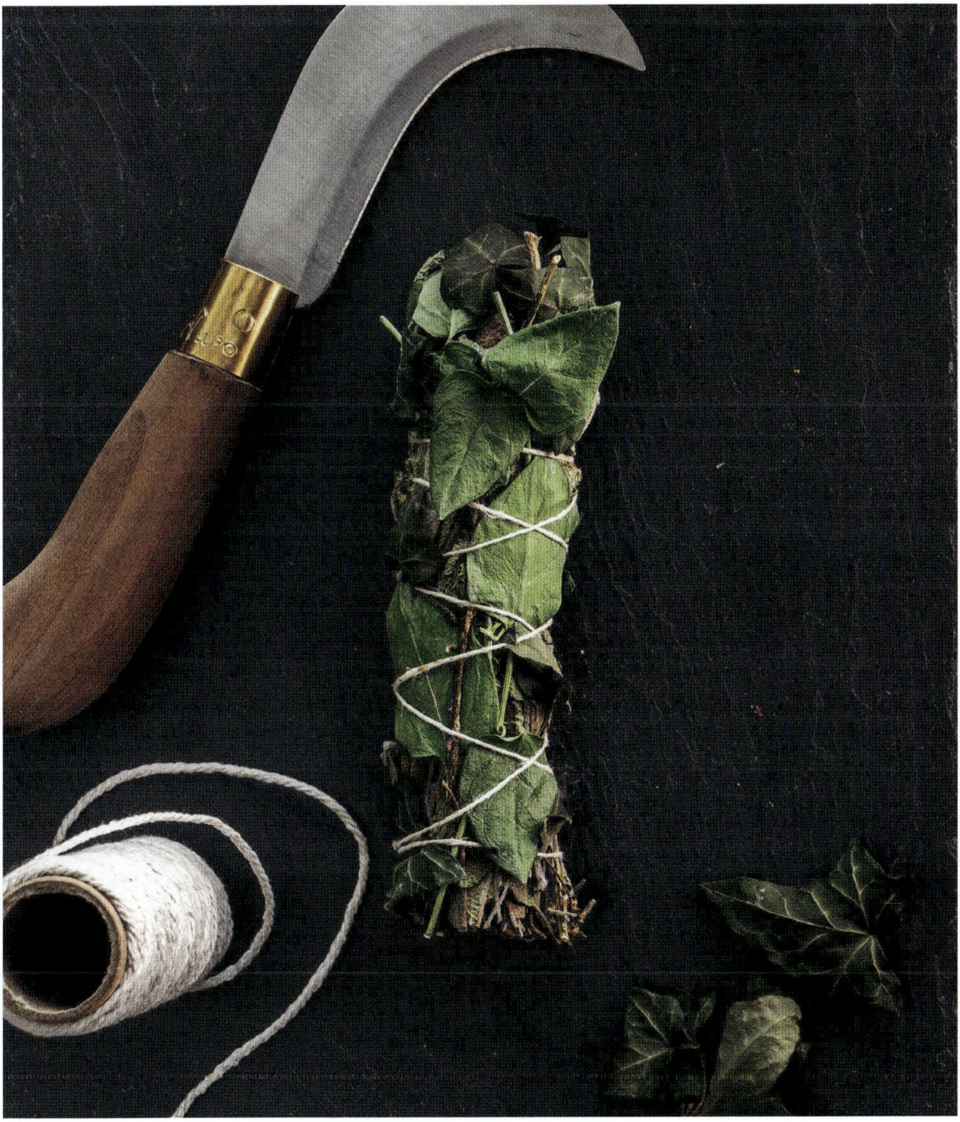

Schützender Kreis

Bei magischen Ritualen ist der Schutzkreis eine der am häufigsten verwendeten und empfohlenen Methoden. Er kann mit Kreide, Kerzen, verschiedenen Elementen (z. B. Pflanzen oder Steinen) oder mit Salz »gezeichnet« werden. Schwarzes Salz ist besonders wirkungsvoll für Schutzrituale und um den starken Zufluss unerwünschter Energien zu bannen.

WINTERLICHE REINIGUNG

Das Räuchern mit getrockneten Pflanzen dient vor allem der Reinigung. Die hier vorgestellte Kombination eignet sich besonders für die Selbst- und Raumreinigung während des Winters. In diesen langen Monaten werden Körper und Geist durch Kälte, Lichtmangel und Krankheiten besonders stark beansprucht. Das Räuchern mit den richtigen Pflanzen kann sehr hilfreich sein, um die Stimmung zu heben und Mikroben zu vertreiben.

Sie brauchen:

- **Zeder:** 1 oder 2 Zweige von ca. 20 cm
- **Rosmarin:** 1 Bund von ca. 30 g
- **Salbei:** 1 Bund von ca. 30 g
- **Gewürznelken:** 1 Prise getrocknete Nelken
- **Farbe der Schnur:** weiß, schwarz, blau oder violett

Die Herstellung

1 ✶ Aus Zeder, Rosmarin und Salbei, ein Bündel herstellen (siehe S. 28).

2 ✶ Zum Trocknen aufhängen (siehe Schritt 1, S. 30).

3 ✶ Das Räucherbündel fertigstellen (siehe Schritt 2 und 3, S. 30).

4 ✶ Zuletzt die Gewürznelken unter die Schnüre schieben (siehe Schritt 4, S. 30).

5 ✶ Das Räucherbündel weihen (siehe S. 32).

Die Pflanzen

Alle vier verwendeten Pflanzen haben eine reinigende und schützende Wirkung. Aus medizinischer Sicht sind sie starke Antiseptika. Salbei und Rosmarin fördern die Konzentration und kommen bei Heilungsritualen zum Einsatz. Zeder stärkt den Geist. Gewürznelken fördern den inneren Frieden und das Gefühl der Freude, und sie haben aphrodisierende Eigenschaften.

Gegen den Winterblues

Um den Winter gut zu überstehen, ist es ratsam, die Abwehrkräfte zu stärken. Dabei hilft es, täglich eine Gewürznelke in den Kräutertee zu geben.

Um unerwünschte Energien zu vertreiben und Kraft zu tanken, bereiten Sie einen Aufguss aus Rosmarin und Salbei vor (1 Glas getrocknete Kräuter auf 1 Liter kochendes Wasser, 10 Minuten ziehen lassen). Den Aufguss und eine Handvoll grobes Salz ins Badewasser geben.

Schließlich sollten Sie Ihre Wohnräume regelmäßig ausräuchern und lüften.

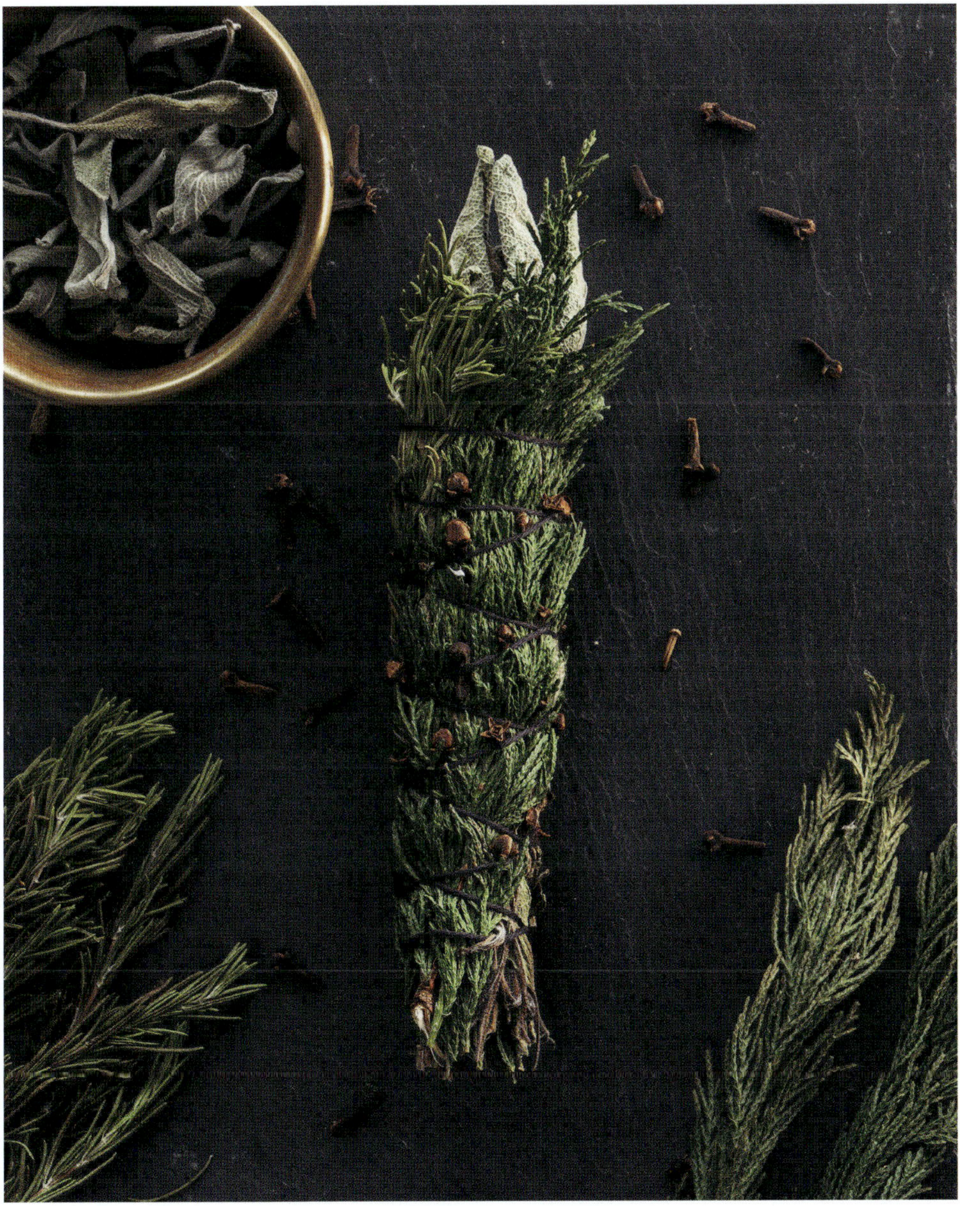

Entschleunigen

Respektieren Sie den Rhythmus, den uns diese dunkle Zeit auferlegt. Versuchen Sie, Tempo aus Ihrem Leben zu nehmen, damit Sie später die Rückkehr zu Licht und Energie ausgeruht begrüßen können.

KREATIVITÄT

Kreativität hat in der Magie einen hohen Stellenwert. Sie ermöglicht es uns, neue Handlungen oder Absichten umzusetzen und unsere Umgebung besser wahrzunehmen. Voraussetzung für Kreativität ist die Fähigkeit, unserer Vorstellungskraft freien Lauf zu lassen und Inspiration zu finden. Bei manchen Menschen ist dies eine angeborene Eigenschaft. Andere können sie erwerben, indem sie beispielsweise üben, loszulassen und sich ganz in ihren Ideen und Gedanken zu verlieren.

Sie brauchen:

- **Minze:** 1 Bund von ca. 30 g
- **Rosmarin:** 1 Bund von ca. 30 g
- **Salbei:** 1 Bund von ca. 30 g
- **Stiefmütterchen:** einige Blüten
- **Farbe der Schnur:** ungefärbt, grün oder gelb

Die Herstellung

1 ✶ Aus Minze, Rosmarin und Salbei, ein Bündel herstellen (siehe S. 20).

2 ✶ Zum Trocknen aufhängen (siehe Schritt 1, S. 28).

3 ✶ Gleichzeitig die Blüten auf einem Stück Pappe trocknen lassen.

4 ✶ Das Räucherbündel fertigstellen (siehe Schritt 2 und 3, S. 30).

5 ✶ Zuletzt die getrockneten Blüten unter die Schnüre schieben (siehe Schritt 4, S. 30).

6 ✶ Das Räucherbündel weihen (siehe S. 32).

Die Pflanzen

Das Stiefmütterchen unterstützt alle kreativen und kommunikativen Aktivitäten. Minze und Rosmarin stärken die Konzentration und den inneren Frieden. Salbei stärkt die Intuition und hilft bei der Meditation. All diese Eigenschaften sind wichtig, um unserem kreativen Geist freien Lauf zu lassen. Darüber hinaus besitzt dieses Kräuterbündel starke reinigende und schützende Kräfte.

Vorschlag für ein Ostara-Ritual

Legen Sie kleine Zettel und einen Stift bereit. Zünden Sie eine Kerze (weiß, grün oder gelb) und Ihr Räucherbündel an.
Nehmen Sie sich Zeit, um über Ihre Pläne nachzudenken, und lassen Sie dabei Ihrer kreativen Seite viel Raum. Die Pläne aufschreiben oder zeichnen, dann die Zettel in einen kleinen Korb oder eine Schale legen und auf den Altar stellen. Sie können die Zettel auch in die Erde legen, als Symbol für die Samen, die Sie für die kommende Zeit säen.

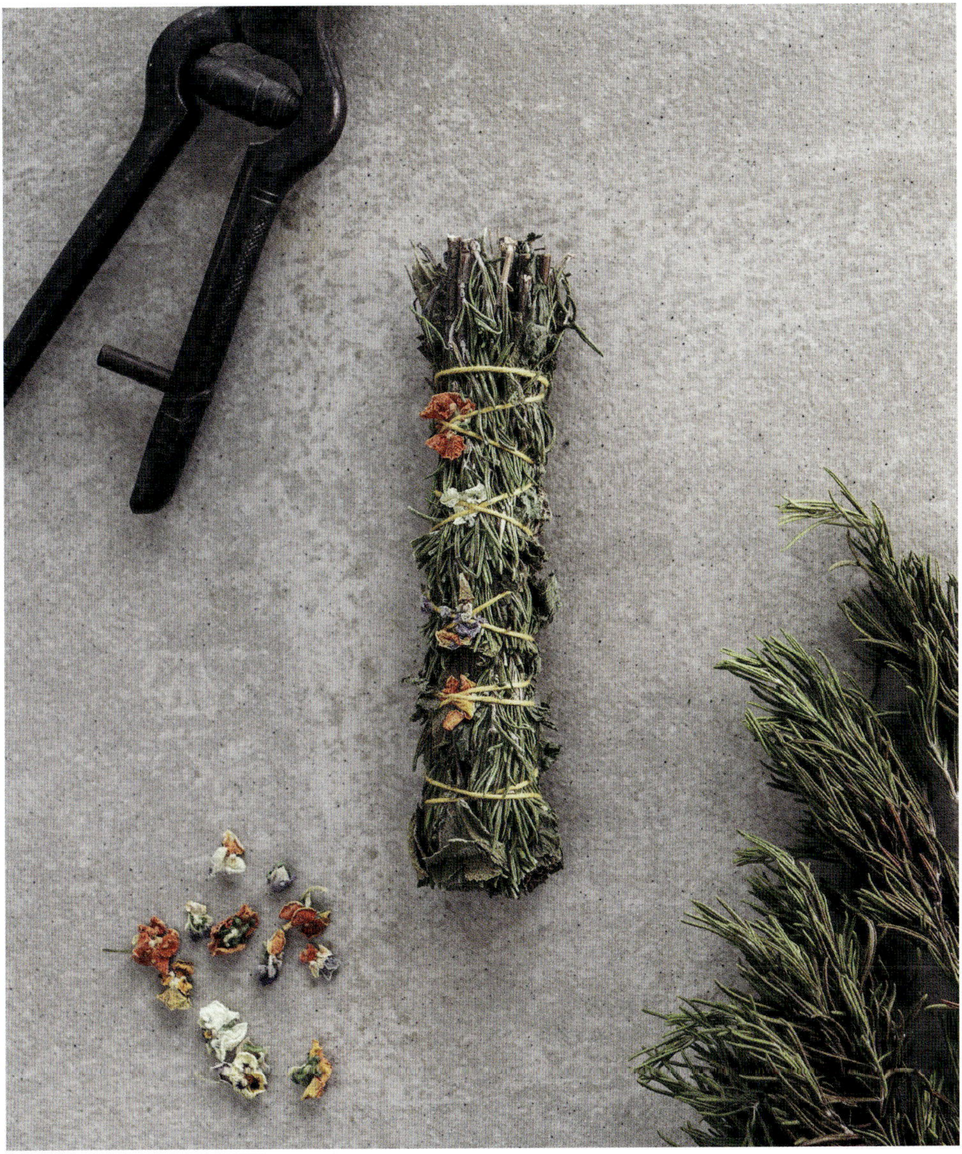

Das Jahreskreisfest Ostara

Ostara entspricht der Frühjahrs-Tag-und-Nachtgleiche und wird vom 20. bis 23. März gefeiert. Mit diesem Fest ehren wir die Wiedergeburt der Natur und des Lichts. Es ist die beste Zeit, um die Erde zu bearbeiten und Samen zu legen. Im übertragenen Sinn ist es die Zeit, um unsere Kreativität zu entfalten und neue Projekte zu beginnen.

FREUDE

Freude ist ein Gefühl, das in unserer Kindheit so selbstverständlich war, im Erwachsenenalter jedoch seltener zu werden scheint. Aber wenn sie uns erfüllt, erinnert sie uns daran, wie wohltuend und sogar lebensrettend sie sein kann. Daher ist es wichtig, sie zu pflegen. Welche Zeit könnte sich besser dafür eignen, die Freude zu kultivieren, als die Sommer-Sonnenwende? Sie markiert die Zeit der großen Erneuerung und des Voranschreitens auf den Höhepunkt der Energie.

Sie brauchen:

- **Löwenzahn:** einige Blattrosetten
- **Salbei:** 1 Bund von ca. 60 g
- **Wiesenblumen (ungiftig):** einige Blüten mit Stielen (Gänseblümchen, Veilchen, Hahnenfuß, Ringelblume …)
- **Farbe der Schnur:** ungefärbt, gelb, grün oder rosa

Die Herstellung

1 ✳ Aus Salbei und Löwenzahnblättern ein Bündel herstellen (siehe S. 28).

2 ✳ Zum Trocknen aufhängen (siehe Schritt 1, S. 30).

3 ✳ Gleichzeitig die Blüten auf einem Stück Pappe trocknen lassen.

4 ✳ Das Räucherbündel fertigstellen (siehe Schritt 2 und 3, S. 30).

5 ✳ Zuletzt die Blüten unter die Schnur schieben (siehe Schritt 4, S. 30).

6 ✳ Das Räucherbündel weihen (siehe S. 32).

Die Pflanzen

Wiesenblumen stehen für die Erneuerung der Erde und die erfolgte Keimung. Sparen Sie nicht an hübschen, heiteren Gänseblümchen. Löwenzahn steht für die Lebenskraft und fördert Frieden und Glück. Salbei steuert verschiedene magische Eigenschaften bei, die zum Gefühl der Freude beitragen: Reinigung, Schutz, Heilung, Wohlstand, Stärkung der Intuition und spirituelle Erhebung.

Vorschlag für ein Beltane-Ritual

Dies ist eine Zeit der Spontaneität und Fröhlichkeit. Wir sind aufgefordert, unseren Wünschen und unserer Kreativität freien Lauf zu lassen. Zünden Sie eine Kerze und Ihr Räucherbündel an. Nehmen Sie sich einen Moment Zeit, um darüber nachzudenken, was Ihnen Freude bereiten könnte: Singen, tanzen, kreative Aktivitäten, kleine Verrücktheiten? Lassen Sie sich einfach treiben … Und dann schreiten Sie zur Tat!

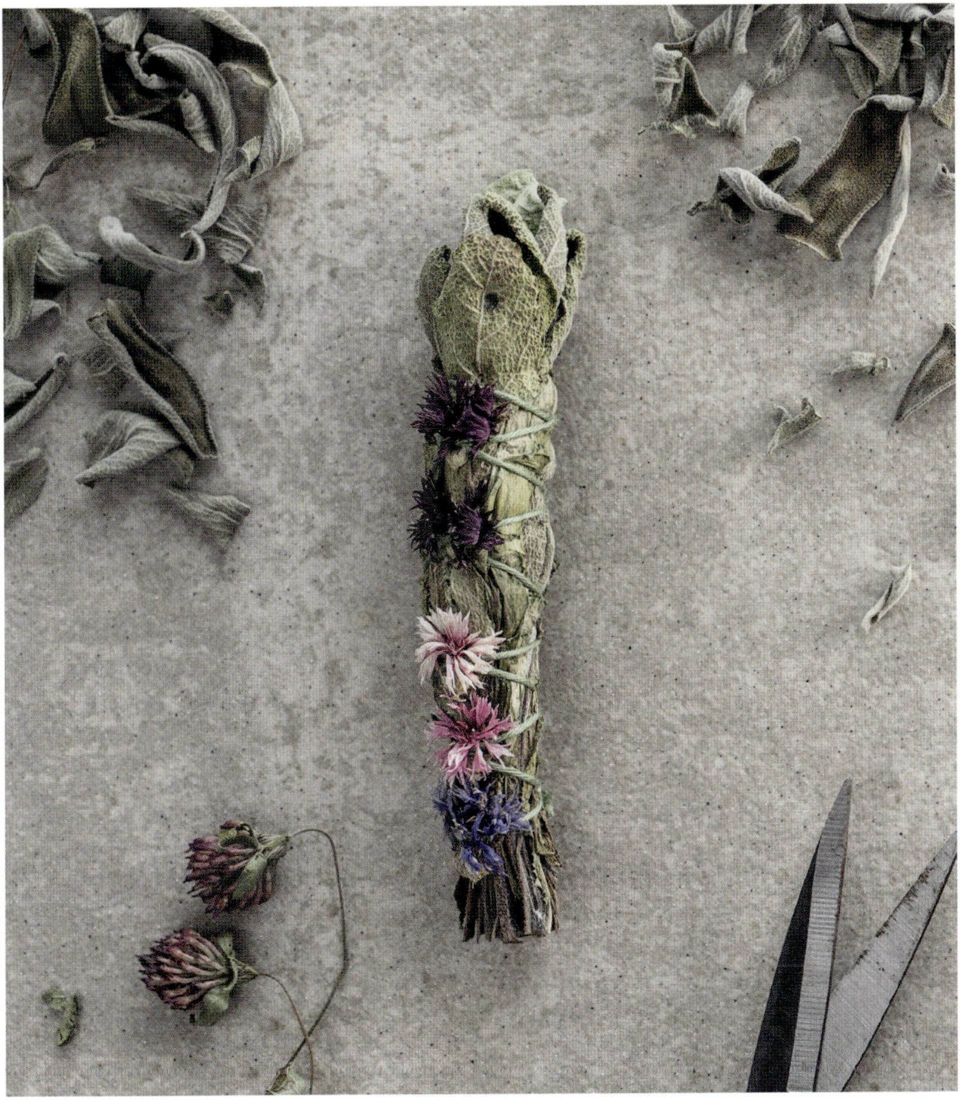

Das Jahreskreisfest Beltane

Beltane wird am 30. April und 1. Mai gefeiert. Nachdem wir während des Jahreskreisfestes Ostara die Erneuerung der Natur und des Lichts geehrt haben, ist es nun an der Zeit, die Erneuerung unseres eigenen Lebens und die Freude zu ehren. Bei dieser Feier ist es üblich, ein Reinigungsfeuer zu entzünden, Blumenkränze zu binden und Bäume oder andere Dinge mit Girlanden und bunten Bändern zu schmücken.

SCHLAF UND TRÄUME

Der Schlaf ist ein wichtiger Teil unseres Lebens. Er spielt für unsere physische und psychische Gesundheit eine maßgebliche Rolle. Während des Schlafs begegnen uns Träume und Albträume, die von unserem Unbewussten beeinflusst werden. Unsere Träume sind unbestreitbare Quellen der Inspiration, aber sie geben auch Führung und Anlass zur Reflexion.

Sie brauchen:

- **Farn:** 1 oder 2 Wedel
- **Thymian:** 1 Bund von ca. 40 g
- **Pfingstrose:** 1 Blüte (Variante 1) oder Blütenblätter (Variante 2)
- **Farbe der Schnur:** ungefärbt, blau oder grün

Die Herstellung

1 ✶ Aus Farn und Thymian ein Bündel herstellen (siehe S. 28). Wenn Sie sich für Variante 1 entschieden haben, wird auch die Pfingstrosenblüte mit eingebunden.

2 ✶ Das Bündel zum Trocknen aufhängen (siehe Schritt 1, S. 30). Für Variante 2 lassen Sie die Pfingstrosen-Blütenblätter auf einem Stück Pappe trocknen.

3 ✶ Das Räucherbündel fertigstellen (siehe Schritt 2 und 3, S. 30). Zuletzt für Variante 2 die getrockneten Blütenblätter unter die Schnur schieben (siehe Schritt 4, S. 30).

4 ✶ Das Räucherbündel weihen (siehe S. 32).

Die Pflanzen

Pfingstrose und Farn sind Schutzpflanzen. Sie können gute Träume herbeirufen und Albträume vertreiben. Außerdem verstärkt die Pfingstrose das Gefühl von Ruhe und Frieden. Der Thymian wirkt auf den Schlaf, reguliert die Harmonie zwischen Körper und Geist und fördert die psychische Entwicklung..

Träume herbeirufen

Manchmal gelingt es uns nicht, eine Entscheidung zu treffen, eine Situation zu beleuchten oder ein Problem zu lösen. Die Antworten liegen oft in unserem Unbewussten, aber wir erkennen sie nicht. Unsere Träume können uns dorthin führen.

Bevor Sie zu Bett gehen, setzen Sie sich ruhig hin. Zünden Sie eine Kerze und Ihr Räucherbündel an. Nach einer kurzen Meditation formulieren Sie klar und deutlich Ihre Bitte und dann den Wunsch, dass Ihnen die Lösung im Traum erscheint. Die Lösung muss nicht unbedingt vollständig sein, es kann sich auch um ein klärendes Element oder einen Denkanstoß handeln. Anschließend können Sie analysieren, was Ihre Träume Ihnen gesagt haben.

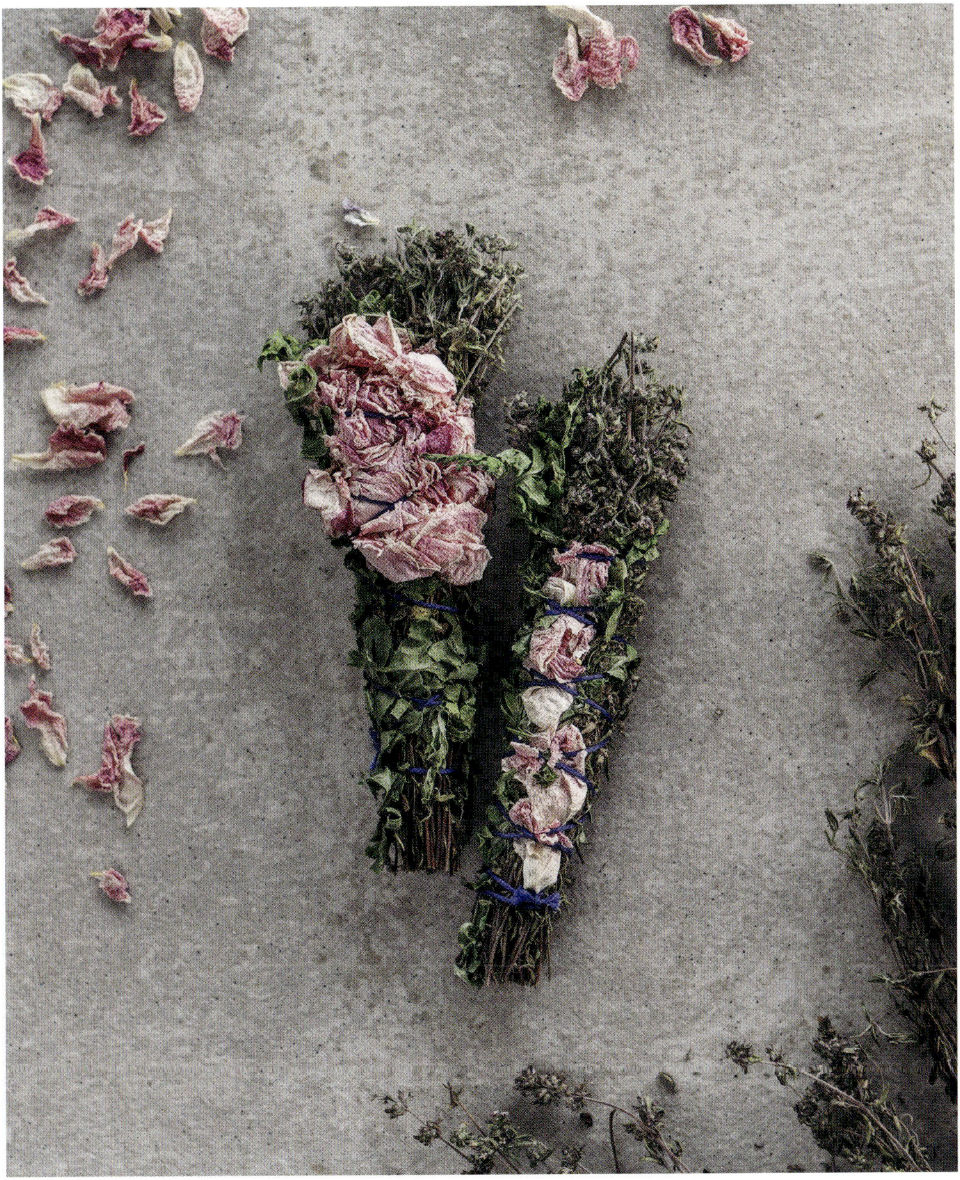

Die Träume befragen

Wer bewusst mit seinen Träumen arbeiten will, kann sie in einem Notizbuch festhalten, um sie später in Ruhe zu interpretieren und zu analysieren. Bei regelmäßiger Anwendung fördert diese Übung die Erinnerung an die Träume und das Gedächtnis im Allgemeinen.

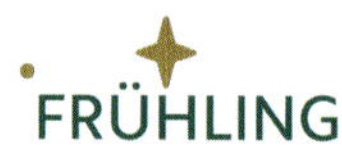

LOSLASSEN

Loslassen heißt nicht aufgeben. Es bedeutet, alltägliche Situationen mit einem anderen Blick zu betrachten und zu akzeptieren, dass man nicht alles kontrollieren kann. Es bedeutet auch, seine Grenzen zu erkennen und ohne schlechtes Gewissen »Nein« sagen zu können. Loslassen ist eine hervorragende Methode, um sein Leben in den Griff zu bekommen, seine Energie zu bewahren und eine gesunde Form der Gelassenheit zu erreichen.

Sie brauchen:

- **Basilikum:** 1 Bund von ca. 40 g
- **Salbei:** 1 Bund von ca. 40 g
- **Klatschmohn:** 2–3 Blüten mit Stielen (Variante 1) oder Blütenblätter (Variante 2)
- **Rotklee:** 3 oder 4 Blüten
- **Farbe der Schnur:** ungefärbt, rot, orange oder rotbraun

Die Herstellung

1 ✶ Aus Basilikum und Salbei ein Bündel herstellen (siehe S. 28). Für Variante 1 auch die Klatschmohnblüten einbinden.

2 ✶ Das Bündel zum Trocknen aufhängen (siehe Schritt 1, S. 30).

3 ✶ Die Rotkleeblüten auf einem Stück Pappe trocknen lassen. Für Variante 2 dasselbe mit den Klatschmohn-Blütenblättern tun.

4 ✶ Das Räucherbündel fertigstellen (siehe Schritt 2 und 3, S. 30).

5 ✶ Blüten und getrocknete Blütenblätter unter die Schnur schieben (siehe Schritt 4, S. 30).

6 ✶ Das Räucherbündel weihen (siehe S. 32).

Die Pflanzen

Die Pflanzen in diesem Räucherbündel besitzen schützende und reinigende Eigenschaften, die gerade in Zeiten von Loslassen wichtig sind. Basilikum und Klatschmohn sind Pflanzen mit einer stark beruhigenden Wirkung. Sie befreien den Geist von einschränkenden Gedanken und fördern die Intuition. Verwenden Sie dieses Räucherbündel, wenn Sie sich einen Moment der Ruhe gönnen möchten.

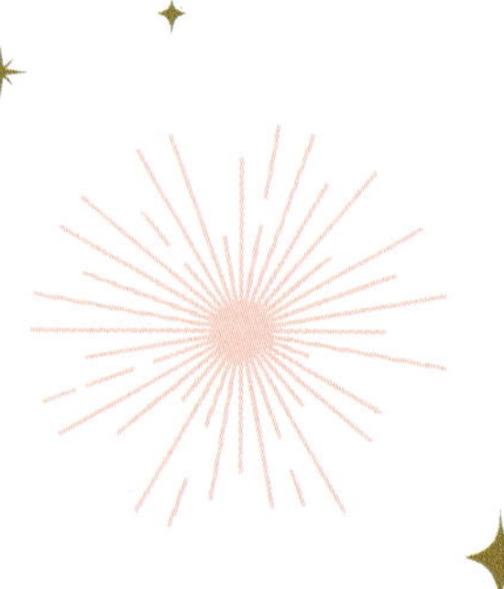

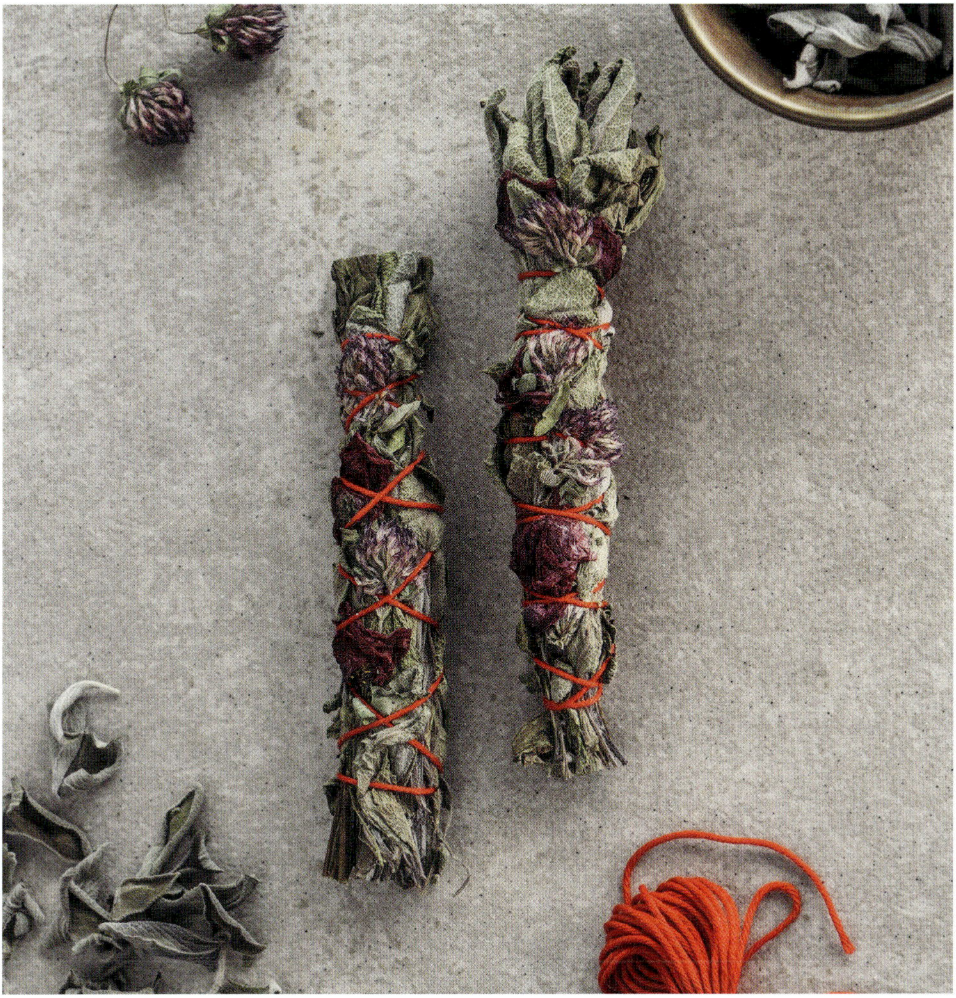

Loslassen und Magie

Loslassen spielt auch in der Magie eine wichtige Rolle. Es ist ein Weg, sich auf sich selbst zu konzentrieren, indem man die Welt, die zu laut, zu angstbesetzt und zu energieintensiv ist, für ein Weilchen ausblendet. Es bedeutet auch, sich bewusst zu werden, dass jeder von uns Teil eines Ganzen innerhalb des Universums ist. Das mag widersprüchlich erscheinen, aber es ist ein Weg, der zu spiritueller Harmonie und Gelassenheit führen kann.

Loslassen ist notwendig für magische Arbeiten rund um die Intuition. Für sie ist es nötig, den Geist zu befreien, damit unser Bewusstsein das Unbewusste nicht beeinflusst. Nur dann kann die Intuition ihren Platz einnehmen.

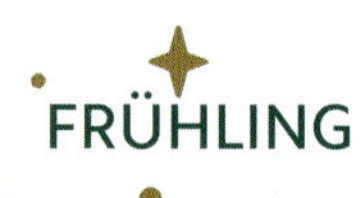

MUT UND STÄRKE

Mut und geistige Stärke ermöglichen es uns, die Unwägbarkeiten des Lebens zu umschiffen, schwierige Situationen mit gesundem Augenmaß zu analysieren, offener für die Möglichkeiten des Lebens zu sein und die richtigen Entscheidungen zu treffen.

Sie brauchen:

- **Dill:** 1 Bund von ca. 30 g
- **Koriander:** 1 Bund von ca. 30 g
- **Salbei:** 1 Bund von ca. 30 g
- **Borretsch:** 2 oder 3 Blätter und einige Blüten
- **Farbe der Schnur:** ungefärbt, schwarz, orange oder rot

Die Herstellung

1 ✶ Aus Dill, Koriander, Salbei und Borretschblättern ein Bündel herstellen (siehe S. 28).

2 ✶ Das Bündel zum Trocknen aufhängen (siehe Schritt 1, S. 30).

3 ✶ Die Borretschblüten auf einem Stück Pappe trocknen lassen.

4 ✶ Das Räucherbündel fertigstellen (siehe Schritt 2 und 3, S. 30).

5 ✶ Die getrockneten Blüten unter die Schnüre schieben (siehe Schritt 4, S. 30).

6 ✶ Das Räucherbündel weihen (siehe S. 32).

Die Pflanzen

Borretsch, Dill und Koriander fördern Kraft und Mut. Salbei besitzt reinigende und schützende Wirkung, kann aber auch die Heilung von Körper und Geist fördern – notwendig, um Ängste und Befürchtungen zu überwinden und die gewünschte Wirkung dieses Kräuterbündels zu erreichen.

Vorschlag für ein Ritual, das Mut und Stärke fördert

Beschriften Sie drei Kerzen mit den Worten »Leben«, »Tod« und »Wiedergeburt«. Zünden Sie die Kerzen und Ihr Räucherbündel an.

Betrachten Sie nach einer kurzen Meditation die Kerze »Leben« und denken Sie an den Weg, den Sie zurückgelegt haben: Ihr ganzes Leben oder eine bestimmte Situation. Bedanken Sie sich für das Erreichte, sowohl für die positiven als auch für die negativen Handlungen.

Gehen Sie dann zur Kerze »Tod« und meditieren Sie über den Wunsch nach einem Übergang, einer Veränderung.

Betrachten Sie schließlich die Kerze »Wiedergeburt« und meditieren Sie über das, was Sie nach dem Ende des Zyklus weiterbringt oder wieder aufbaut. Nehmen Sie auch unangenehme Empfindungen an.

Lassen Sie die Kerzen abbrennen.

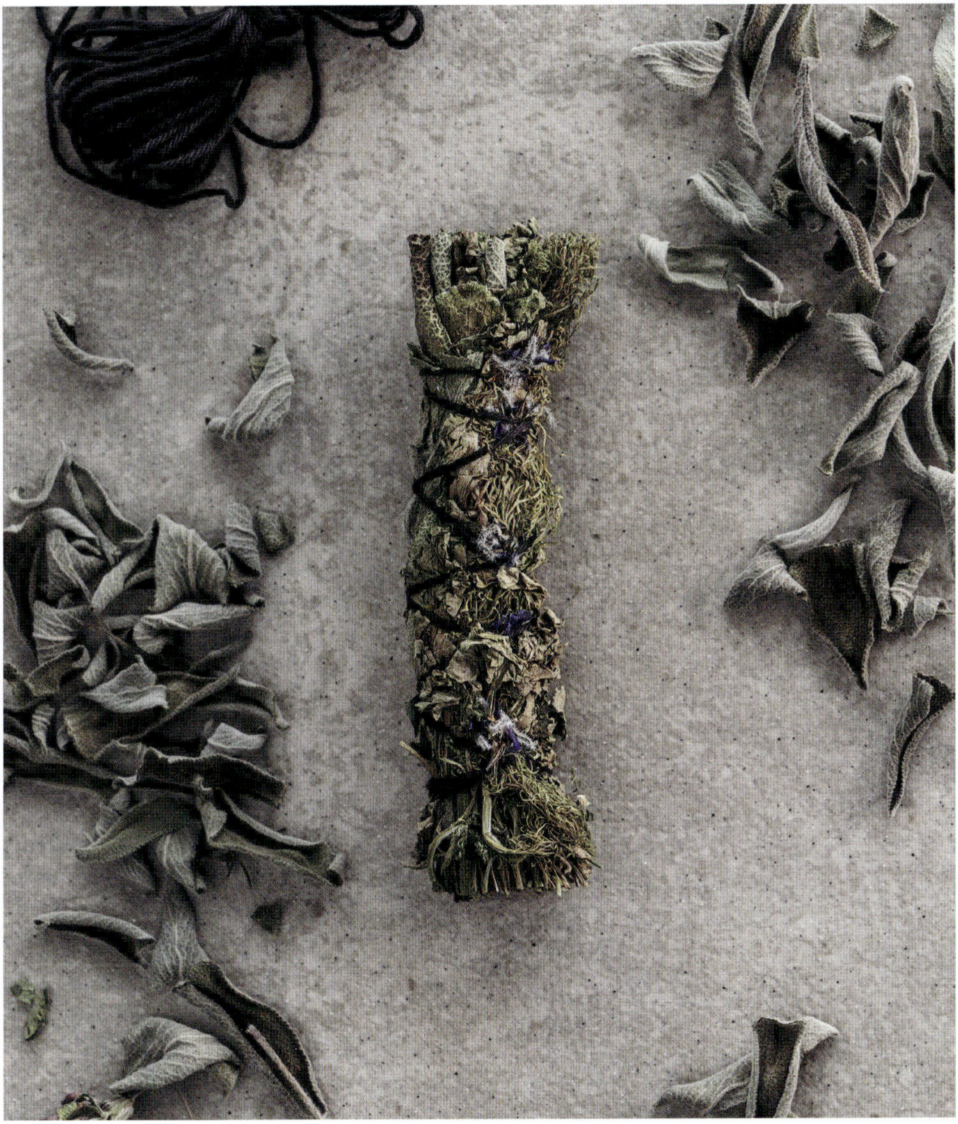

Jenseits unserer Ängste

Mut und Stärke können angeboren sein, aber die meisten von uns erlangen sie durch Erfahrung, Selbsterkenntnis, Wissen über die Welt und Bewusstseinsübungen. Es ist notwendig, dass wir unsere Ängste und Befürchtungen überwinden, damit wir unserem Leben und der Welt im Allgemeinen mit Gelassenheit begegnen können.

LIEBE

Hier geht es um die Liebe zu anderen, die Liebe zu sich selbst und das Gefühl der Liebe im Allgemeinen. Um die Bitten und Absichten rund um die Liebe zu verstärken, können Sie mit rotem Salz arbeiten (dafür Salz, Oxidrot und getrocknete Rosenblüten zerstoßen), das Sie bei der Herstellung, der Weihe oder dem Ritual in einem Behälter neben sich aufstellen.

Sie brauchen:

- **Schafgarbe:** 2 oder 3 Blüten mit Stielen
- **Melisse:** 1 Bund von ca. 20 g
- **Salbei:** 1 Bund von ca. 40 g
- **Rose:** 1–3 Blüten, je nach Größe (Variante 1) oder Blütenblätter (Variante 2)
- **Farbe der Schnur:** ungefärbt, rosa oder rot

Die Herstellung

1 ✶ Aus Salbei, Melisse und Schafgarbe ein Bündel herstellen (siehe S. 28). Die Schafgarben-Blütenstände können oben im Bündel oder an seinen Seiten platziert werden. Für Variante 1 auch die Rosenblüten einbinden.

2 ✶ Das Bündel zum Trocknen aufhängen (siehe Schritt 1, S. 30). Für Variante 2 in der gleichen Zeit die Rosenblütenblätter auf einem Stück Pappe trocknen lassen.

3 ✶ Das Räucherbündel fertigstellen (siehe Schritt 2, 3 und 4, S. 30).

4 ✶ Das Räucherbündel weihen (siehe S. 32).

Die Pflanzen

Rose und Schafgarbe stehen für das Gefühl der Liebe. Die Rose hilft, emotionale Wunden zu heilen, und die Schafgarbe fördert die Harmonie. Melisse beruhigt die Gefühlswelt, und Salbei steuert reinigende Eigenschaften bei. Alle vier sind Schutzpflanzen.

Vorschlag für ein Litha-Ritual

Litha ist ein Fest des Teilens, das man naturgemäß in der Gemeinschaft feiert. Zünden Sie ein Feuer an, singen Sie, tanzen Sie, machen Sie Musik, haben Sie Spaß, lieben Sie!
Zünden Sie bei diesem gemeinsamen Ritual Ihr Räucherbündel an, seine Wirkung wird der ganzen Versammlung zugutekommen.

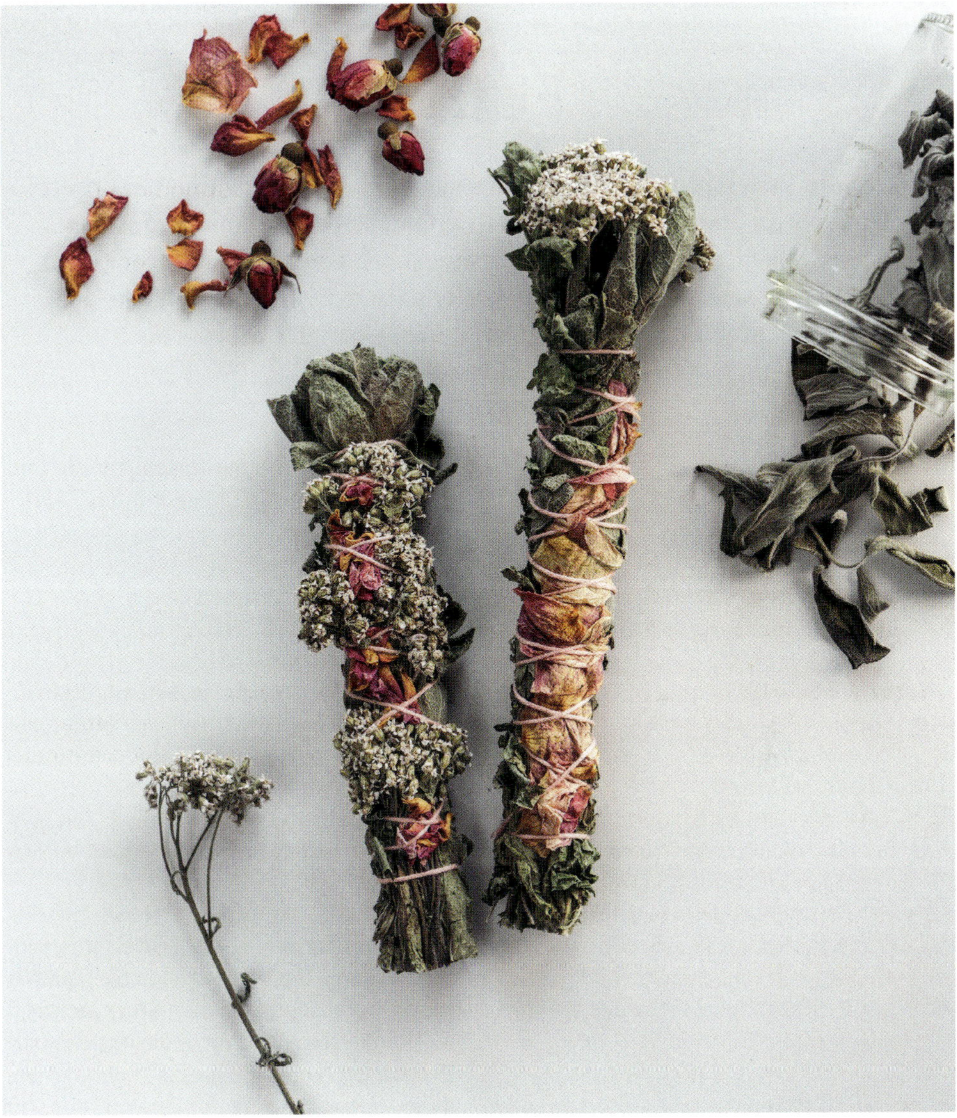

Das Jahreskreisfest Litha

Litha wird gefeiert, wenn die Sonne am höchsten steht, zur Sommersonnenwende zwischen dem 20. und dem 22. Juni. In dieser Zeit feiern wir den Höhepunkt des Lichts, der Liebe, der Vereinigung, der Freude und der Energie.
Diese Zeit ist besonders gut geeignet, um Pflanzen zu sammeln und zu trocknen, aus denen Sie im Laufe der kommenden Monate Heilmittel und Tränke herstellen können.

FÜLLE

Fülle wird in der Magie nicht als materieller Reichtum definiert, der unsere Bedürfnisse übersteigt. Es handelt sich um eine Geisteshaltung, die es uns ermöglicht, die Angst um den Mangel abzulegen und einen ruhigeren Bewusstseinszustand zu erreichen. Wer nach dem Prinzip der Fülle lebt, kann leichter loslassen und teilen, sowohl in materieller als auch in emotionaler Hinsicht.

Sie brauchen:

- **Lavendel:** 2–4 Blüten mit Stielen
- **Basilikum:** 1 Bund von ca. 30 g
- **Thymian:** 1 Bund von ca. 30 g
- **Farbe der Schnur:** ungefärbt oder rotbraun

Die Herstellung

1 ✶ Aus allen Pflanzen ein Bündel herstellen (siehe S. 28).

2 ✶ Zum Trocknen aufhängen (siehe Schritt 1, S. 30).

3 ✶ Das Räucherbündel fertigstellen (siehe Schritt 2 und 3, S. 30).

4 ✶ Das Räucherbündel weihen (siehe S. 32).

Die Pflanzen

Die Energie dieser drei Pflanzen fördert Fülle, Glück sowie die Liebe zu sich selbst und anderen, die unerlässlich ist, um zum Teilen bereit zu sein. Basilikum und Lavendel helfen, Emotionen zu beruhigen und geistige Klarheit zu finden. Thymian fördert außerdem Harmonie und Gleichgewicht und hilft dabei, seinen Platz in der Gesellschaft zu finden. Die reinigende, schützende und psychisch erhebende Wirkung des Thymians kann bei allen magischen Tätigkeiten hilfreich sein.

Vorschlag für ein Lugnasad-Ritual

Legen Sie Pflanzen der Saison, Getreideähren oder ein Stück Brot auf den Altar. Zünden Sie eine Kerze und Ihr Räucherbündel an.
Nehmen Sie sich einen Moment Zeit, um über Ihre Taten des vergangenen Jahres nachzudenken.
Wenn sie positiv sind, sollten Sie für diese Erfolge dankbar sein. Wenn sie Ihnen jedoch negativ erscheinen, seien Sie dankbar für die daraus gewonnenen Erkenntnisse.
In jedem Fall sollten Sie für die Impulse und Emotionen dankbar sein, die Ihnen helfen, Ihren Weg fortzusetzen.

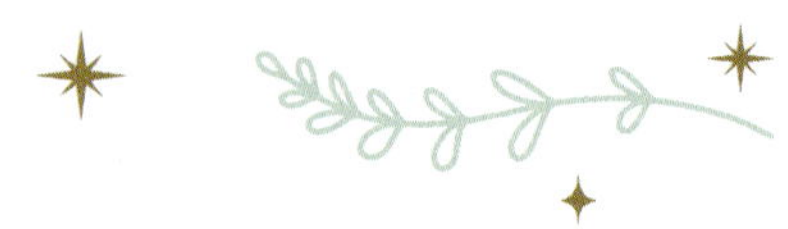

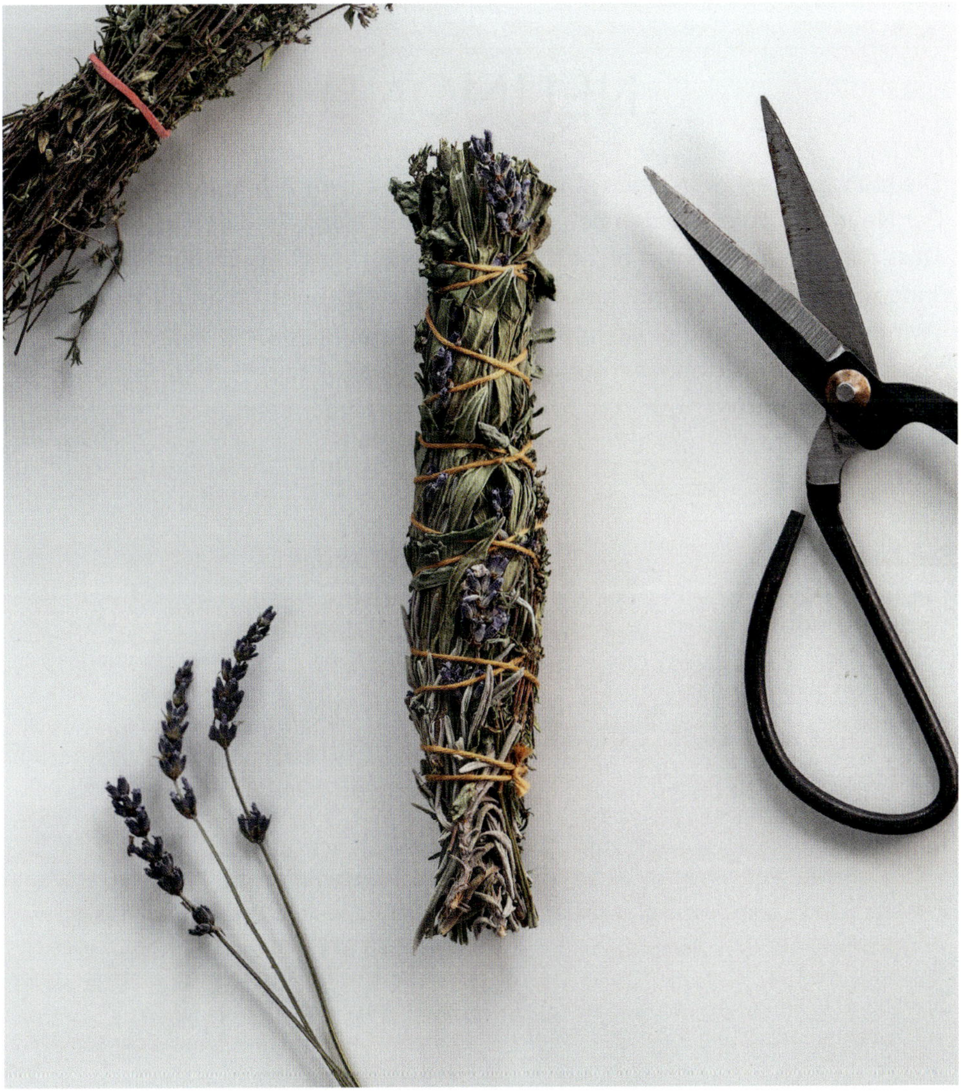

Das Jahreskreisfest Lugnasad

Lugnasad oder Lammas findet zwischen dem 1. und dem 3. August statt und ist das erste Erntefest des Jahres (das zweite ist Mabon). Zu diesem Anlass werden Wachstum und Fülle geehrt. Dafür steht symbolisch das Getreide, aber auch das Brot, das geteilt werden soll. Es ist also eine Zeit der Gemeinschaft und der Freude. Gleichzeitig ist jeder Einzelne aufgefordert, über vergangene Handlungen und deren Auswirkungen auf unser Leben nachzudenken.

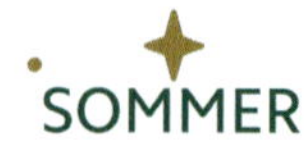

NEUMOND

Die Mondphasen üben einen starken Einfluss auf alles Leben auf der Erde aus. Der Neumond steht für den Beginn eines neuen Zyklus und die Wiedergeburt. Dass man ihn am Himmel nicht sieht, verweist uns auf unsere dunklen Seiten: Indem wir das Dunkle annehmen und in dieser Zeit bewusst arbeiten, können wir es abwehren und einen Impuls für Erneuerung und Licht setzen. Dies ist eine Zeit der Selbstbeobachtung, in der wir unsere Bedürfnisse hinterfragen, unsere Absichten formulieren und an der Reinigung arbeiten können.

Sie brauchen:

- **Beifuß:** einige Stiele von ca. 20 cm
- **Heiligenkraut:** 1 Bund von ca. 30 g
- **Salbei:** 1 Bund von ca. 30 g
- **Farbe der Schnur:** ungefärbt oder schwarz

Die Herstellung

1 ✶ Aus allen genannten Pflanzen ein Bündel herstellen (siehe S. 28).

2 ✶ Das Bündel zum Trocknen aufhängen (siehe Schritt 1, S. 30).

3 ✶ Das Räucherbündel fertigstellen (siehe Schritt 2 und 3, S. 30).

4 ✶ Das Räucherbündel weihen (siehe S. 32).

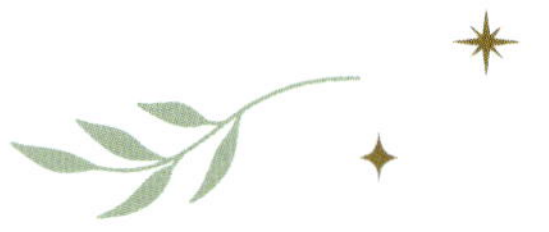

Die Pflanzen

Dieses Räucherbündel besteht aus Pflanzen mit starken Reinigungskräften, die für die Rituale zum Neumond unerlässlich sind. Salbei und Beifuß stehen für Schutz, Intuition und die psychische und spirituelle Erhebung. Das silbrige Heiligenkraut trägt zur Beruhigung von Körper und Geist bei.

Vorschlag für ein Neumond-Ritual

Nehmen Sie Ihr Mondbuch und alles, was Sie brauchen, um zu schreiben, zu zeichnen, zu malen, Collagen zu erstellen oder was immer Sie möchten.

Zünden Sie eine Kerze (weiß oder schwarz) und Ihr Räucherbündel an.

Reinigen Sie den Raum und sich selbst (siehe S. 34).

Schreiben Sie nach einer Meditation Ihre Gedanken und Absichten auf, die Sie in der nächsten Zeit umsetzen möchten.

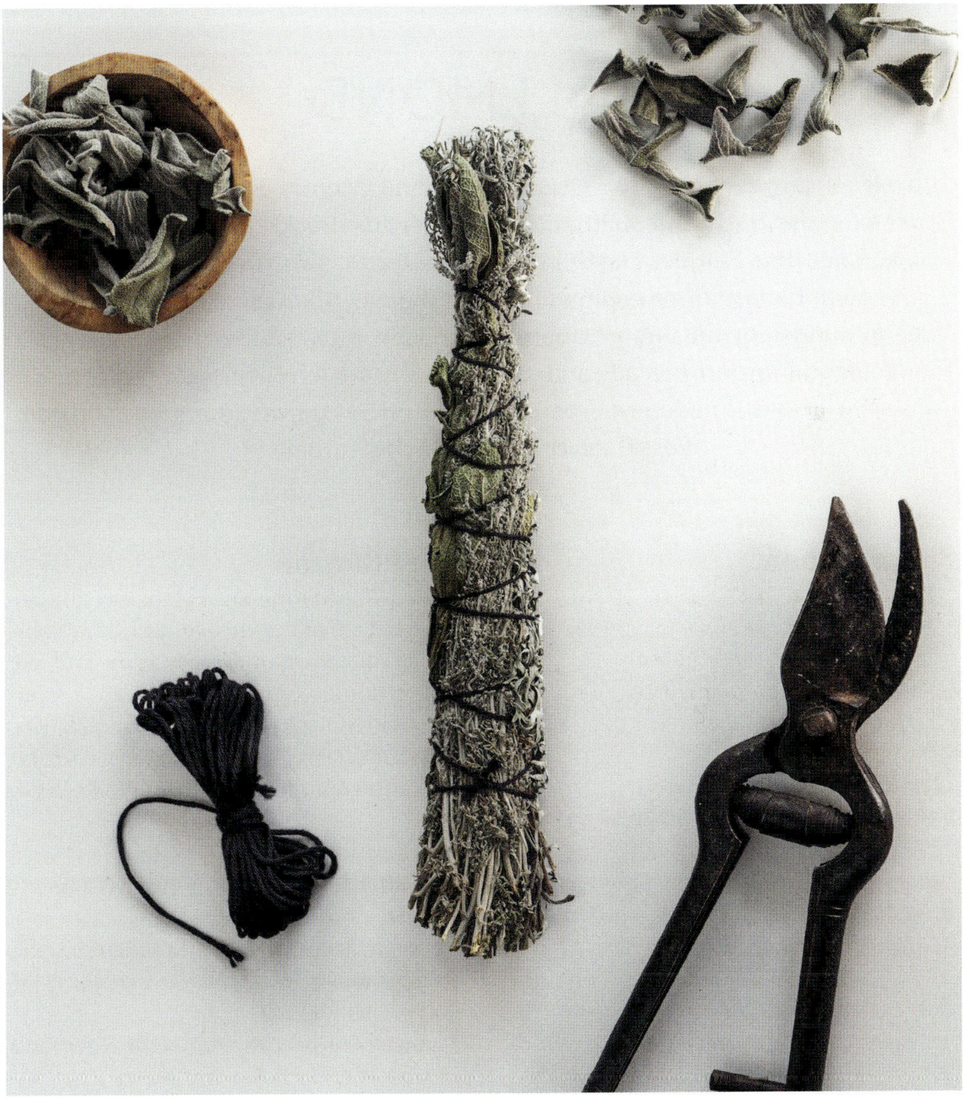

Das Mondbuch

Wenn Sie ein Notizbuch für Mondrituale anlegen, können Sie Ihren emotionalen und physischen Zustand dokumentieren und sich über Ihren Lebensweg besser bewusst werden. Sie können hier Ihre Rituale, Wünsche und Absichten, vergangene und zukünftige Handlungen eintragen. Lassen Sie Ihrer Kreativität freien Lauf, es gibt keine Grenzen! Es ist ein Tagebuch, das dem Rhythmus der Mondphasen folgt und sich im Laufe der Zeit als wertvolle Ressource erweisen kann.

VOLLMOND

Im Gegensatz zum Neumond ist der Vollmond intensiv und energiegeladen. Er ist in der Nacht gut sichtbar, symbolisiert die Rückkehr zum Licht und kündigt eine Zeit des Handelns und der Leistung an. Gleichzeitig steht er auch für emotionale Umwälzungen, die sich durch Schlafstörungen, Stimmungsschwankungen, Überempfindlichkeit usw. äußern können. Der Vollmond fordert uns auf, an unserem emotionalen Gleichgewicht und unserem inneren Frieden zu arbeiten. Diese Zeit ist günstig zum Einlösen von Vorsätzen und für die Schutzarbeit.

Sie brauchen:

- **Minze:** 1 Bund von ca. 30 g
- **Johanniskraut:** 2–3 Zweige von ca. 20 cm (möglichst mit Blüten)
- **Verbene:** 1 Bund von ca. 30 g
- **Farbe der Schnur:** ungefärbt oder weiß

Die Herstellung

1 ✷ Aus allen Pflanzen ein Bündel herstellen (siehe S. 28).

2 ✷ Das Bündel zum Trocknen aufhängen (siehe Schritt 1, S. 30).

3 ✷ Das Räucherbündel fertigstellen (siehe Schritt 2 und 3, S. 30).

4 ✷ Das Räucherbündel weihen (siehe S. 32).

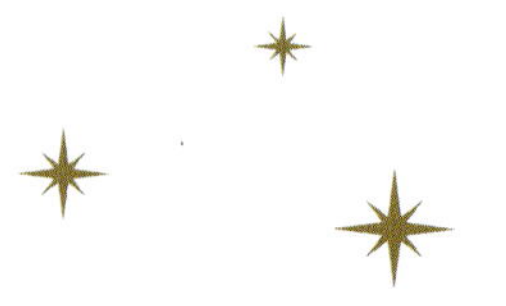

Die Pflanzen

Dieses Räucherbündel besteht aus drei beruhigenden Kräutern, die das emotionale Gleichgewicht, die Meditation und die Konzentration fördern. Minze hat eine reinigende und schützende Wirkung. Johanniskraut schenkt Mut und Stärke. Verbene vermittelt Freude und fördert die Kreativität.

Vorschlag für ein Vollmond-Ritual

Nehmen Sie Ihr Mondbuch zur Hand (siehe S. 72). Zünden Sie eine weiße Kerze und Ihr Räucherbündel an.

Schauen Sie Ihre Notizen vom Neumond an und überlegen Sie, was Sie erreicht haben.

Jetzt ist ein guter Zeitpunkt, um einschränkende Gedanken und Handlungen, mit denen Sie nicht mehr einverstanden sind, abzulegen. In gewisser Weise geht es darum, sich emotional zu entlasten, damit Sie sich auf das konzentrieren können, was Ihnen guttut und Sie weiterbringt.

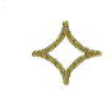

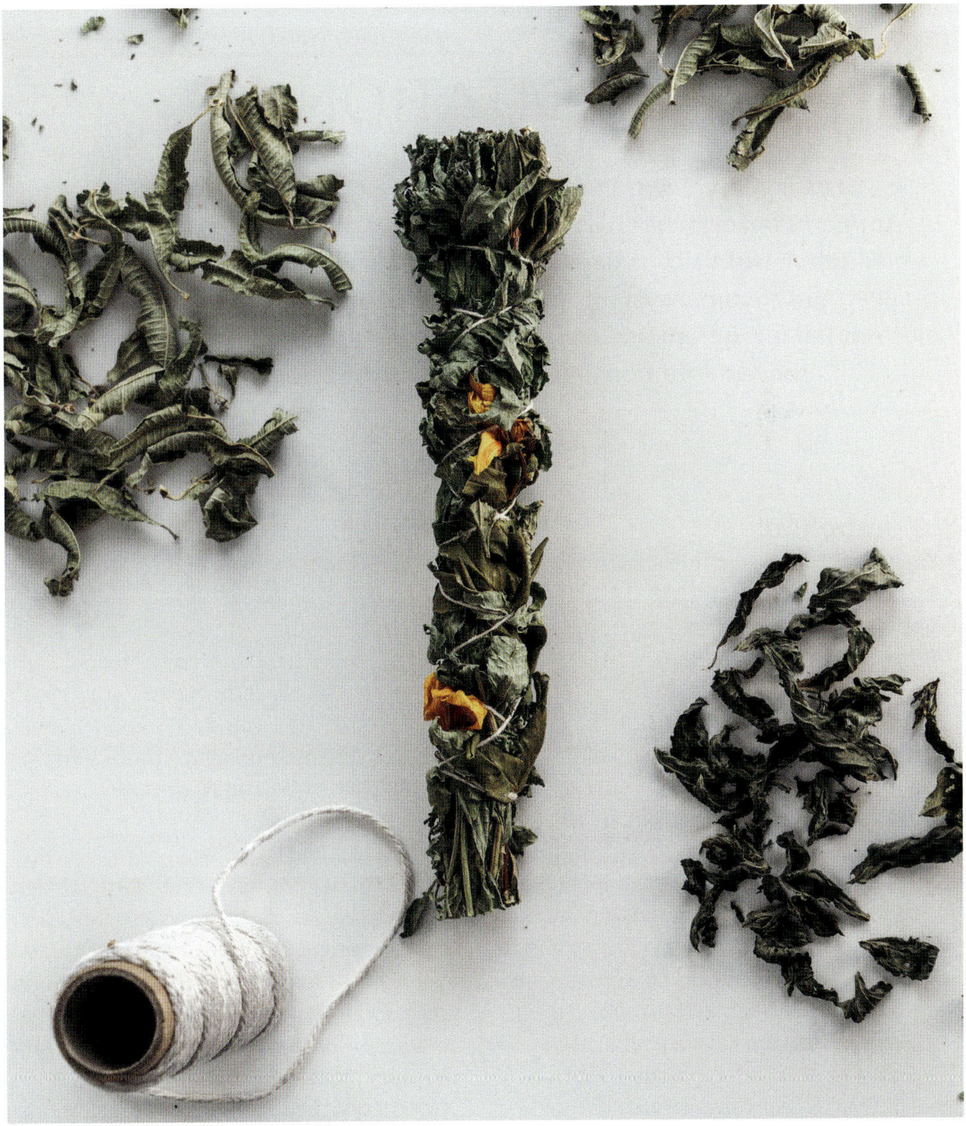

Mondphasen und Astrologie

Die Energie des Mondes beeinflusst uns auf unterschiedliche Weise, je nachdem, wo er sich am Himmel befindet und in welcher Ausrichtung er zu den Tierkreiszeichen steht. Wenn wir verfolgen, wie sich der Mond in den einzelnen Konstellationen bewegt, können wir intensivere emotionale Phasen – positive wie negative – besser verstehen und entsprechend an uns und unserer Umgebung arbeiten.

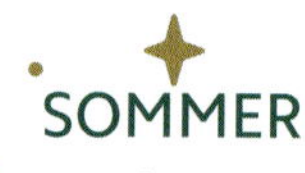

MEDITATION

Es ist erwiesen, dass Meditation Stress und Ängste reduziert, die Aufmerksamkeit schärft, das Gedächtnis und die Konzentration stärkt. Meditation wirkt sich zudem auf unsere allgemeine Gesundheit aus und stimuliert unser Immunsystem. Sie fördert das Zuhören und die Sensibilität für die Welt um uns herum und das Universum im Allgemeinen, und sie hilft uns, unsere Intuition und unsere Weitsicht zu entwickeln.

Sie brauchen:

- **Lavendel:** 2–4 Blüten mit Stielen
- **Salbei:** 1 Bund von ca. 30 g
- **Verbene:** 1 Bund von ca. 20 g
- **Rose:** 1–3 Blüten, je nach Größe, (Variante 1) oder Blütenblätter (Variante 2)
- **Farbe der Schnur:** ungefärbt, weiß, blau, violett oder grau

Die Herstellung

1 ✶ Die Lavendelstiele in ca. 20 cm lange Stücke schneiden.

2 ✶ Aus Salbei, Lavendel und Verbene ein Bündel herstellen (siehe S. 28). Die Lavendelblüten können dabei oben oder an den Seiten platziert werden. Für Variante 1 werden auch die Rosenblüten eingebunden.

3 ✶ Das Bündel zum Trocknen aufhängen (siehe Schritt 1, S. 30).

4 ✶ Für Variante 2 die Rosenblütenblätter auf einem Stück Pappe trocknen lassen.

5 ✶ Das Räucherbündel fertigstellen (siehe Schritt 2, 3 und 4, S. 30).

6 ✶ Das Räucherbündel weihen (siehe S. 32).

Die Pflanzen

Diese Pflanzenkombination fördert den meditativen Zustand, stärkt die Intuition und die spirituelle Erhebung. Alle Pflanzen haben außerdem eine stark reinigende und schützende Wirkung. Lavendel und Verbene sorgen insbesondere für eine körperliche und seelische Beruhigung, die für die Selbstbeobachtung in der Meditation notwendig ist.

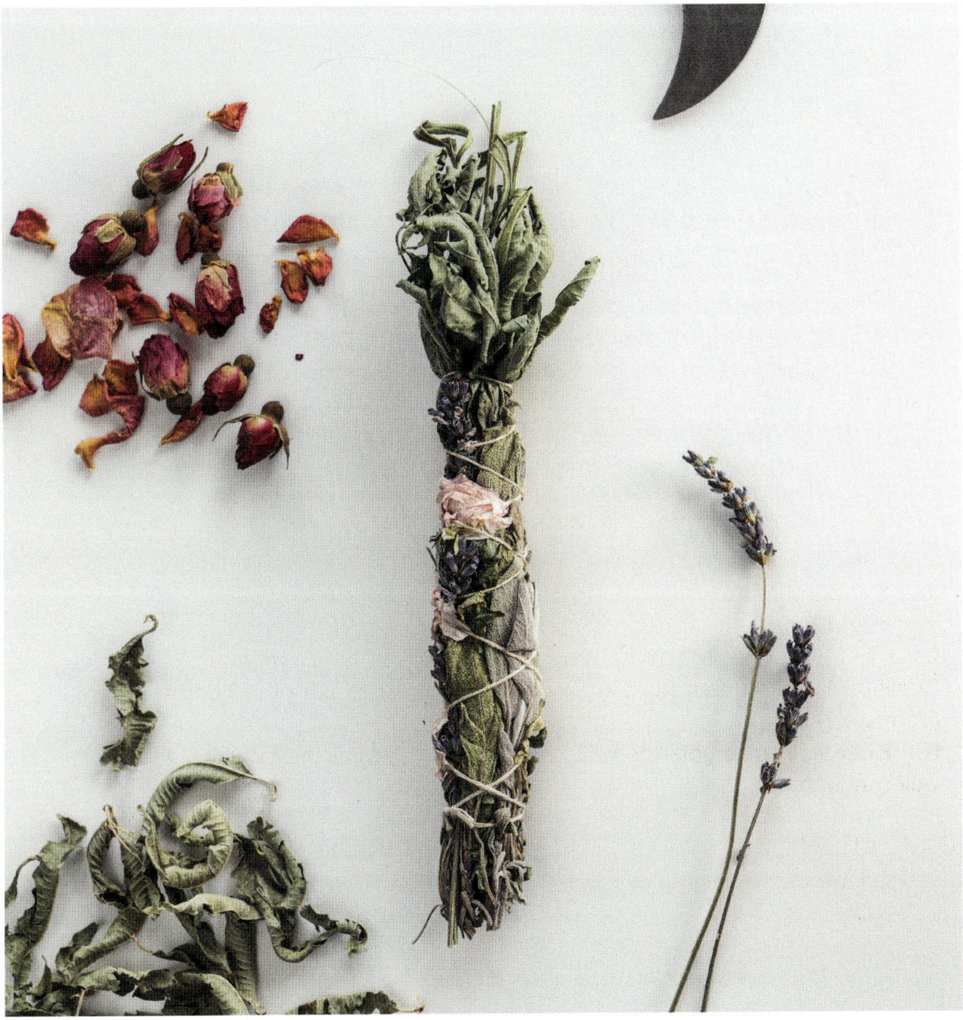

Vorschlag für ein Meditations-Ritual

Achten Sie darauf, dass Sie während der Meditation nicht gestört werden. Sie sitzen im Schneidersitz, am besten auf einem Kissen, mit geradem Rücken, entspannten Schultern und den Händen auf den Oberschenkeln.

Zünden Sie eine Kerze und Ihr Räucherbündel an. Sie können auch Gegenstände vor sich hinlegen, die Ihnen helfen, sich zu konzentrieren, oder die zum Thema Ihrer Meditation passen.

Konzentrieren Sie sich auf Ihre Atmung und lassen Sie die Magie wirken. 5 bis 10 Minuten pro Tag genügen, um die Vorteile der Meditation zu spüren.

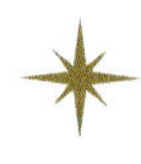

DIE AUTORIN

Flora Denis beschäftigt sich intensiv mit Heilpflanzen und erforscht seit mehreren Jahren deren wohltuende Wirkung auf die Psyche und den Körper. Zusammen mit ihrer Schwester Marine Nina Denis hat sie Flos & Luna gegründet, ein Unternehmen, das handgefertigte Kreationen zur Unterstützung der persönlichen und spirituellen Entwicklung anbietet. Gemeinsam haben die beiden Schwestern die Bücher Remèdes & potions de sorcière und Le grand livre du DIY de sorcière geschrieben und zu dem Werk Traité des usages und savoirs de sorcière beigetragen.

Mehr über Flora Denis auf:

www.flosetluna.fr

Instagram und Facebook: @flosetluna

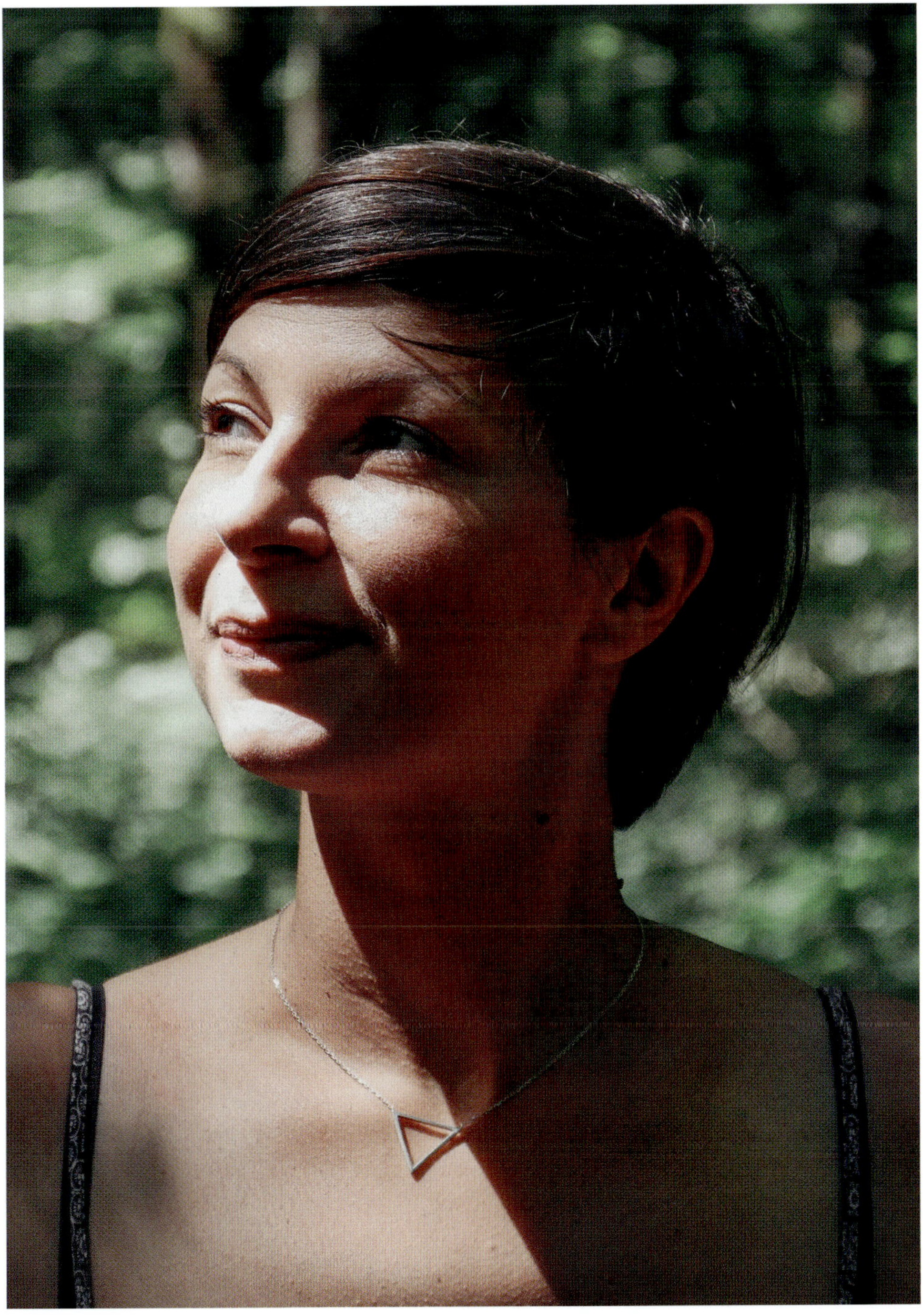

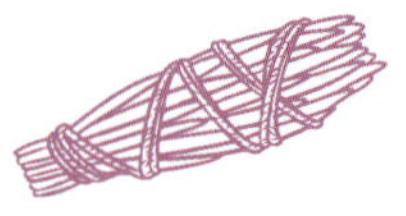

Bildnachweis

Alle Fotos von Benoit Beghyn

Illustrationen: ©Shutterstock

ISBN: 978-3-8094-4907-2

3. Auflage 2026

Die Originalausgabe erschien unter dem Titel
Rituels et Bâtons de fumigation.

Umschlaggestaltung: Atelier Versen, Bad Aibling
Übersetzung: Wiebke Krabbe
Layout und illustrative Anpassungen: Stéphanie Boulay
Projektleitung: Birte Dittmann
Redaktion, Satz und Producing: Dr. Alex Klubertanz, Haßfurt
Herstellung: Timo Wenda
Druck und Bindung: Mohn Media Mohndruck GmbH, Gütersloh

Printed in Germany

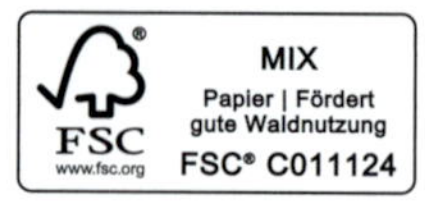

Penguin Random House Verlagsgruppe FSC® N001967